# 本当の私よ
# こんにちは

FAP療法で過去を手放し「今」を生きる

Free from Anxiety Program


大嶋信頼

米沢 宏　泉 園子



青春出版社

# はじめに――新しい世界への扉をひらく鍵

**「ちょっと指先を押さえてみてください。それだけで、あなたの悩みは消えます」**

もし突然そんなことを言われたら、おそらく頭のなかは「?」マークでいっぱいになるのではないでしょうか。

著者の私たちでさえ、いまだに信じられない気持ちがどこかにあります。ですが実際に、「指先を押さえるだけで悩みが消える」、それどころか「悩んでいる人と対面すると自分の指が曲がる」という現象を、私たちは何度も体験してきました。

半信半疑ながらも、悩み解決の鍵は「指先」にあるのかもしれない……という実感が、たしかにあるのです。

この不思議な現象の発見は、20年以上前までさかのぼります。

私（米沢）が大嶋信頼さんと初めて会ったのは、１９９９年の夏、和歌山でおこなわれた、あるセミナーの席でした。すでに名前は存じ上げていたので、ランチのときに「ああ、あなたが大嶋さんでしたか！」と名刺交換したことを今でも鮮明に覚えています。

セミナーから東京に戻り、1か月も経たないある日のこと。大嶋さんから1通のメールが届きました。そこには「先生、何か変なものを見つけちゃったんですけど、これは僕の妄想なのか、一度話を聞いてくれませんか？」と書かれていました。

怪しいものが大好きな私はすぐに返信し、後日、心理士仲間2人とともに大嶋さんのオフィスへ出かけて行ったのです。

彼の説明はこうでした。――**クライエントが自分の悩みごとについて考えたり、悩みごとに気持ちがとらわれたりしているときに、治療者が手をブラブラと振ってみると、治療者の指が曲がる**――（ほら、眉をひそめたでしょう！　何を言っているの、この人!?　と思いましたよね。もっと怪しいことを書きます）。

大嶋さんの説明を初めて聞いたときの私は、「そういうこともあるのかなあ」くらいの感じでした。また翌月、同じメンバーで集まることにして、その日は終了。

驚きの体験は、2回目の勉強会の日に起こりました。仲間のひとりから「今日は面接が延びそうなので、行けるかわからない」と連絡が入っていたのですが、会の終了後に「ごめん、結局、間に合わなかった」と電話がかかってきて、彼が「で、今日はどんなことやったの？」と尋ねてきたのです。

「よし、説明するよりも実際にやってみよう！」となり、私が治療者役を担当。電話越しで彼に「何か嫌なことを思い浮かべてくれない？」と頼み、自分の手をブラブラと振ってみました。

すると、電話の向こうの彼が「いいよ、嫌なことね……」と言葉を発した瞬間、私の中指が、ググッと曲がったのです！

「なんじゃこりゃあ!?」

正直に言って、それまで大嶋さんからいろいろ教わりながらも、まだ私の指には明確な反応が出ていませんでした。

ところが、このときは電話の向こうの彼が、「嫌なこと」の内容をまだ話していないのに、つまり、「嫌なこと」に意識を向けただけなのに、その瞬間、私の指が曲がったのです（信じませんよね。信じられませんよね。でも、それが私の体験したことです）。

　そしてそれは、大嶋さん自身もびっくりする出来事でした。彼は「クライエントが悩みごとについて考えると、治療者の指が曲がる」という現象を発見して以来、同僚たちといろいろ試し、その現象を確認してきたのですが、あくまでもそれは、同じ面接室のなかで起きること。

　電話の向こう側にいる人の「嫌なこと」を指が感知したのは、今回の私の例が初めてだったのです。電話線を、電磁気が伝わっていくのでしょうか？

　この事実につき当たり、クライエントの「嫌なこと」が（遠く離れた場にいたとしても）なぜ治療者側に伝わってくるのか、私たちは考えました。クライエントと向き合うのがいいのか、後ろに立つのがいいのか、横がいいのか。あるいは、クライエントの隣の部屋にいるのがいいのか、もっと離れたところがいいのか。

　同じような現象がないか調べてみると、あるいは、あらためて自分たちの経験をふりかえると、似た現象がいろいろあることがわかってきました（これは最終章で述べます）。妄想ではない。きっとあるんだ……。

まだ信じられません。でも、それによってセラピーの質が格段に上がり、しかも何より、クライエントに負担をかけない治療法であることに私たちはホッとしたのです。

この指の反応をもとに、本書でご紹介する手技「**FAP**」（Free from Anxiety Program 不安からの解放プログラム）のパターン表が完成したのは、２００１年でした。以後、たくさんの方に使ってもらっています。

こういう奇抜な治療法が生まれると、必ず突っ込まれる質問があります。「それは暗示ではないのか？」。つまり、治療者側が「これは効きますよ～！」と言って治療をおこなうからこそ、効くのではないか、と。

そうではないと言える例をご紹介しましょう。

アルコール依存症で苦しんでいた60歳代の女性。３人姉妹の真ん中でしたが、小さい頃から母親に折檻《せっかん》などの虐待を受け、姉や妹と差別されて育ちました。大人になってからも、何かあると母親に叩かれ、姉に指図されると嫌でも言いなりになってしまうのでした。

ある日の診察で、「姉から『実家に来るように』と電話がかかってくると、行かなきゃいけないのかなと悩み、たまには行ってしまい、後悔する」という話が出ました。その日、私は午後に講演があって、急いで出かけねばならなかったのですが、彼女のつらい思いに、いたたまれなくなり、

「ちょっといいかな。中指の爪の付け根（生え際の両脇）を押さえてくれる？　で、『姉が気になる』と4回言って。そう。次は、私の指を見て。意識だけ、右、左、右、左、と動かして。そう。もう1回、『姉が気になる』と4回言ってくれる。どうかしら？」

「はい、なんかスッキリしました」

「良かった。ごめん、これから出かけるので、また来週！」

私は慌てて出かけました。


翌週です。この女性が診察室に入ってくるなり、

「先生、前回は何をやったんですか!?　あのおまじないをやってから、母親や姉の言うことを、全然聞こうと思わなくなったんです。前は、要求されたらどうしよう、どうしよう、とパニックになるくらい考えて、気になってしょうがなかった。でも今

では、2人のことを考えることもなくなってしまった。電話しようとも思わない。今までになく穏やかなのです」

　こう言われてびっくりしたのは、私のほうです。

　前週の私の対応は、治療としては好ましいものではありません。何を目的にどういう治療をおこなうか、相手にまったく説明していませんし、何より、治療していいかどうかも確認していないのですから。

　それでも、効いてしまうのです（だんだん読者の顔が疑問の「？」マークで埋まっていくのが見えるようです……）。

　もうひとつ、怪しい話をしましょう。これは大嶋さんの治療例です。

　ＦＡＰ療法の一種に「年齢退行ＦＡＰ」があります。これはクライエントの**心的トラウマ**（**心の傷**とか**心的外傷**ともいう）を、胎生期（母親のおなかにあった時期）から順に、年齢ごとに治療していく方法です。

　たとえば、「母が妊娠中に流産しかけた」といったエピソードがあれば、胎児としては生死に関わる危機だったことになります。クライエントに「胎生期のトラウマ」

と声に出して言ってもらい、治療者の指に反応があれば、その反応に沿って治療をおこないます。

次は「出産時のトラウマ」、次は「１歳のトラウマ」……というように、順に解決していきます。

ある時期、大嶋さんは集中的に年齢退行ＦＡＰをおこなっていたのですが、この技法で治療を受けた９人は、全員が仕事を変えてしまったのだそうです。「今までの私は、本来の私ではなかった」というわけです。なので、私たちスタッフ同士は、年齢退行ＦＡＰはおこなわないようにしています。辞められては困るので……。

いよいよ怪しい話になってきました。でも、そろそろ、実際に試したくなってきましたね。怖いことは起こりません。きっと読者ご自身について、新しい発見があると思います。

さあ、新しい世界への扉をひらきましょう。

米沢 宏（精神科医）

本当の私よ　こんにちは

目次

## 本当の自分に、こうして出会える

2章

# なぜ、同じ悩みを何度もくりかえすのか

## 3章

# なんだか気になる…「隠れた本音」を知る手法

# 4章

# しつこい悩みも15分で消えていく！ 実践ＦＡＰ

## 5章

# FAPはこうして生まれた

米沢 宏（精神科医）

本文イラストレーション 大塚砂織
本文デザイン 浦郷和美
本文ＤＴＰ 森の印刷屋

# こんな場面で FAP療法が 効く！

## 上司と部下の板ばさみで困っている

➡ 1章

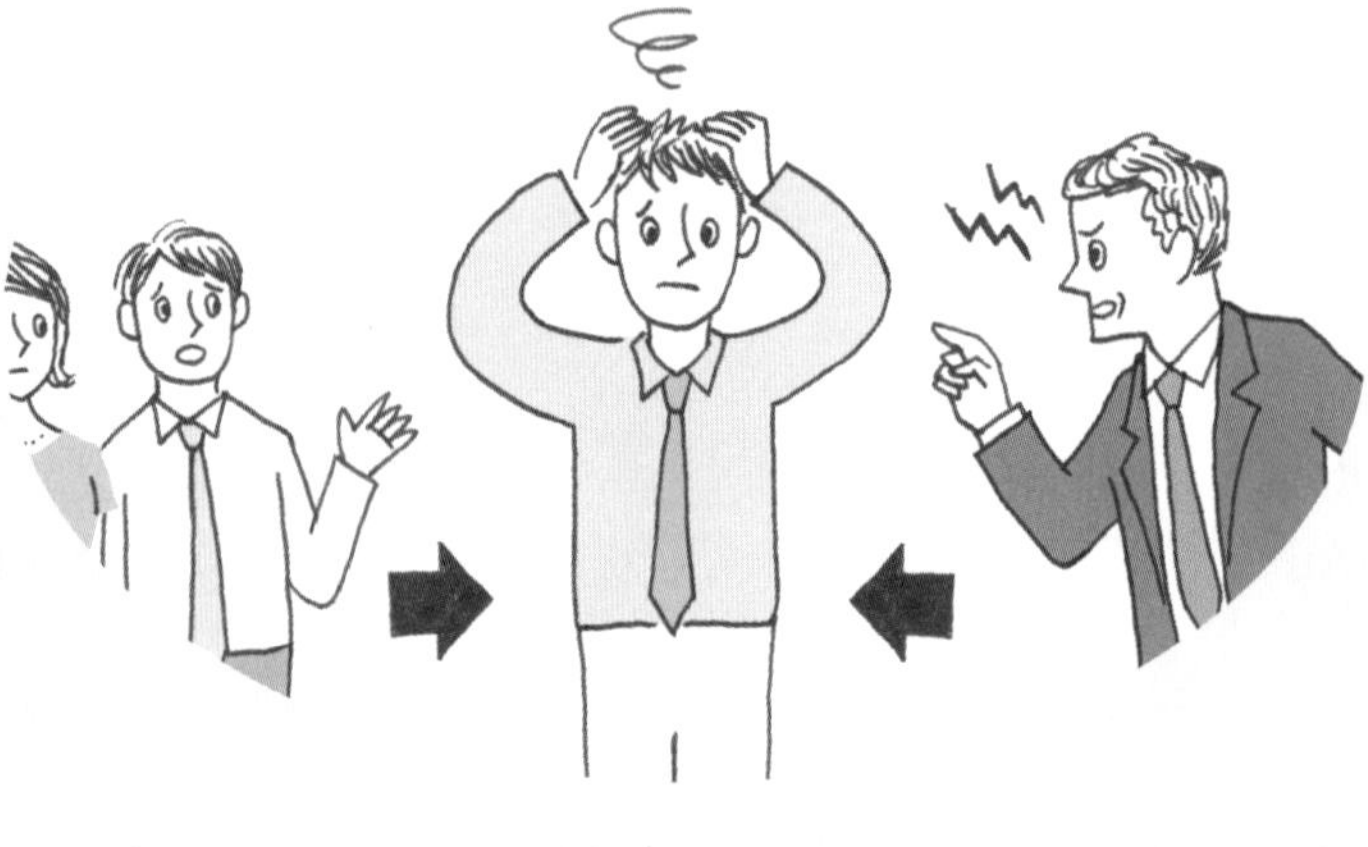

自分の体に合った
ごはんが食べたい
➡ 1 章

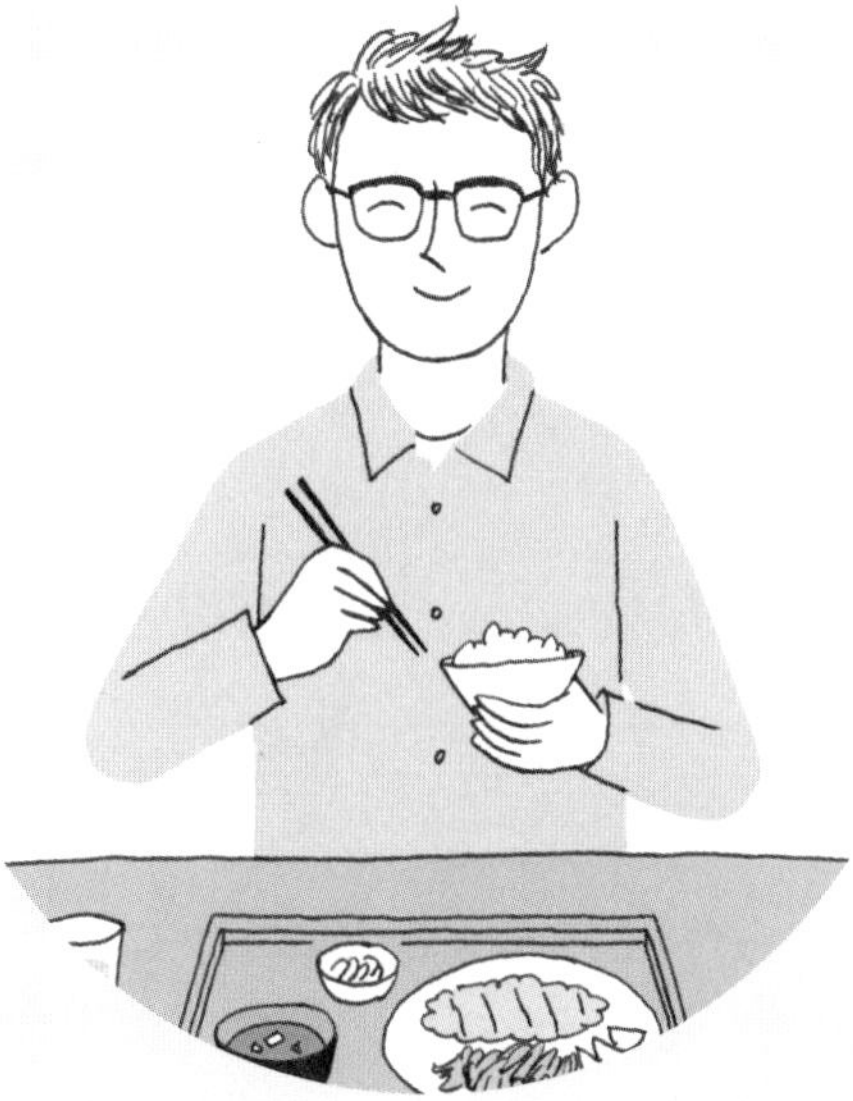

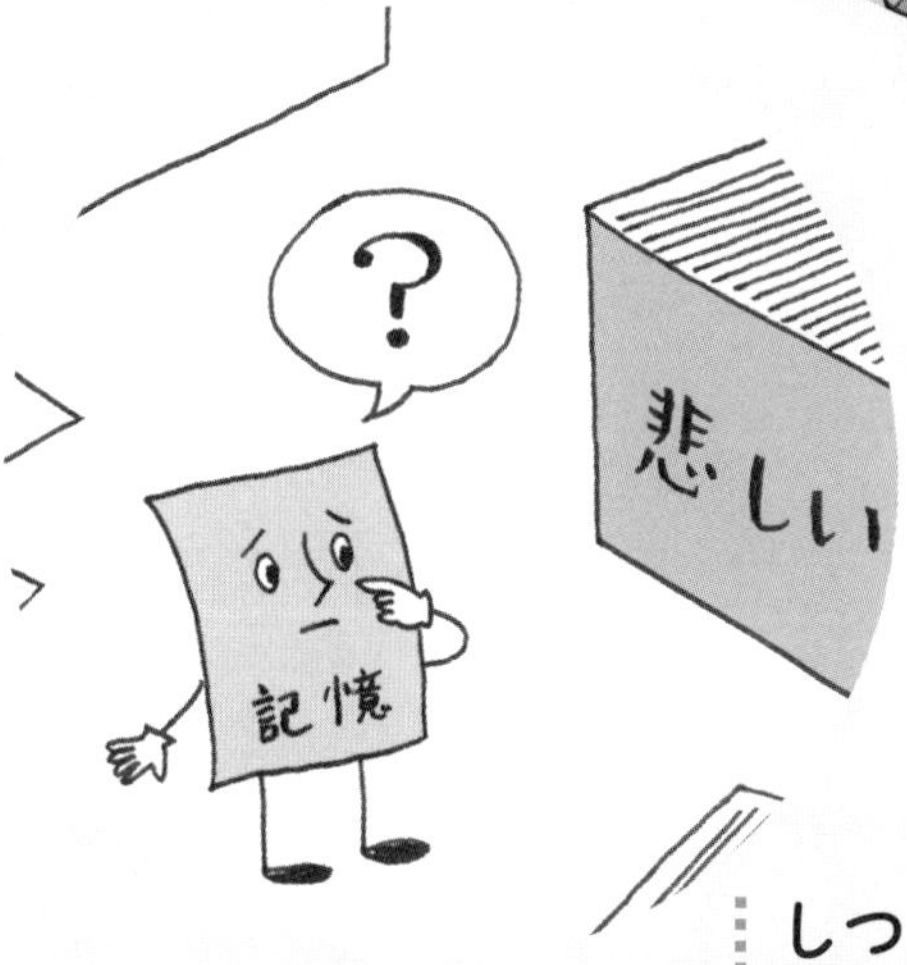


しつこいモヤモヤ感を
消したい
➡ 2 章

**気になる相手の本音を聞き出したい**

➡ 3章

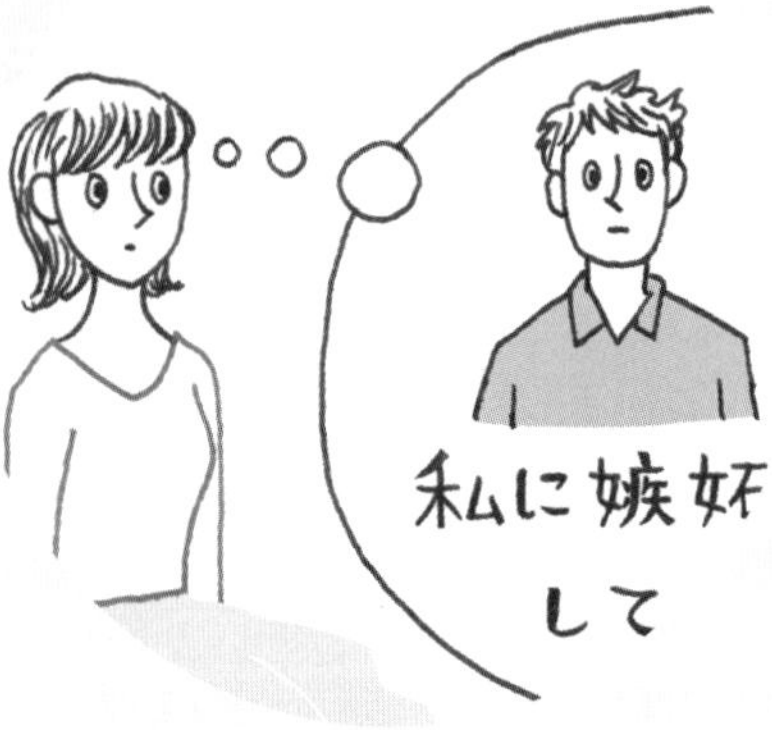


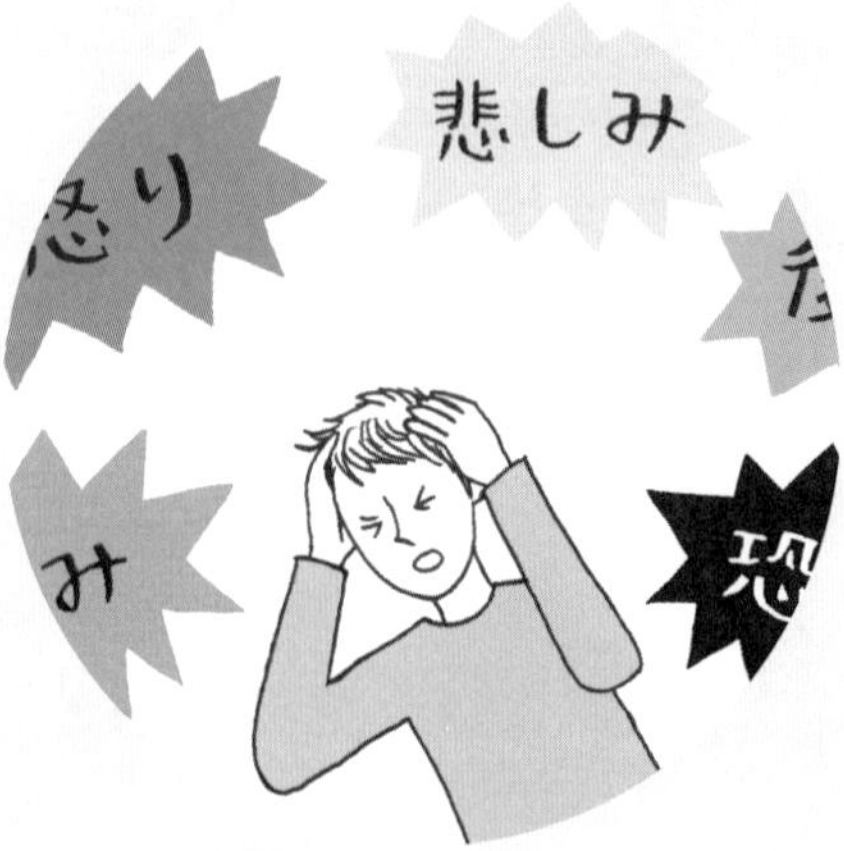


**このツラさ、
なんでわかって
くれないの？**

➡ 4章

# 1章

# 本当はどうしたい？
# 心の鍵をあける技術

# 人間関係のしがらみのなかで

## ◆「他人を気にして、言いたいことが言えない」という悩み

私たちは日々、「相手に気を使う」ということを、自然におこなっています。

他人の気持ちを推《お》し量《はか》ることを意味する「忖度《そんたく》」という言葉が流行ったことからもわかるように、**私たちは他人からどう見られるか、どう思われるか、もし何か言ったりしたらどういう反応があるかを、過剰なほど気にしてしまっている**のです。

うまく気を使えないでいると、周りから「あいつ、ＫＹだよね（空気が読めない）」と言われそうな気がして、余計に気を使います。そのせいで、自分の本音に反し、「言いたいことが言えない」と悩む人は多いようです。

実際、私（大嶋）も周りの方から「仕事で言いたいことが言えない」という相談をされることは多いです。

ある男性は、会社で上司と部下の板ばさみになっていました。
ある日、上司から「部下を地方のヘルプに出してくれ」と言われ、「えー？　うちの部署は人手不足なのに」と思いながらも、「あ、はい……」と答えてしまいます。

心のなかでは「なんで部の状況を把握していないんだ！」とか「会社の都合で振り回していると、部下がみんな辞めちゃうぞ！」と考えている。もし上司にはっきりと意見したら、部下から「自分たちのために戦ってくれた」と賞賛されるだろう。でも、上司を怒らせたらめんどうなことになるのもわかる。だから「この人に何を言っても無駄か」と思ってしまいます。

そして、部下たちにも「誰かが地方のヘルプに行かないといけなくなった」と言えなくなる。もし伝えたら、部下から「今は人手が足りません。なんで断ってくれなかったんですか？」と言われそうだから。

この自分がどんなに大変な立場かを理解されず、「言うべきことをはっきり言えない人」と思われるだろう。部下に説明するのも、批判されたり冷たい目で見られたりするのも怖くて、「言えない」となります。

そして、上司から「あの件はどうしたんだ？」と聞かれ、「あ、はい……」と曖昧な答え方をして、「おい！　まだなのか！」と怒られてしまう。「こっちだって、普段の仕事が山積みになったうえに、反抗的な部下を抱えて大変なんだぞ！」と言いたい。けれど、もし言ったら上司から「お前にはその役職は向いていない」と言われるのがわかる。

だから、ますます「言えない」となってしまいます。

そして、上司から「おい！　今夜の食事会のセッティングは大丈夫だよな？」と聞かれ、「あ！　しまった！」と顔が青ざめてくる。

食事会はそつなくセッティングできていたが、パートナーに「今日は飲みに行ってくる」と伝えていなかった。もし言ったら、パートナーが不機嫌になって「なんでそんなにいつも飲みに行く必要があるの？」とか「家族と飲み会、どっちが大切なの？」と責められることがわかっているから。食事会は1か月前に決まっていたのに当日伝えることになり、パートナーから電話口で「なんでもっと早く言わないの！」と怒鳴りまくられる。

心のなかでは「これが嫌だから言えなかったんだ」と思っているけれど、もし言ったら、さらに怒りが収まらなくなる。電話を切れず「ごめん」を繰り返すことしかできなくなる。「自分は本当に言いたいことがその場で言えなくて、ダメだな」と苦しくなってしまうんです。

上司の気持ち、会社の事情、部下たちの思いがわかるから、言えない。このままだ

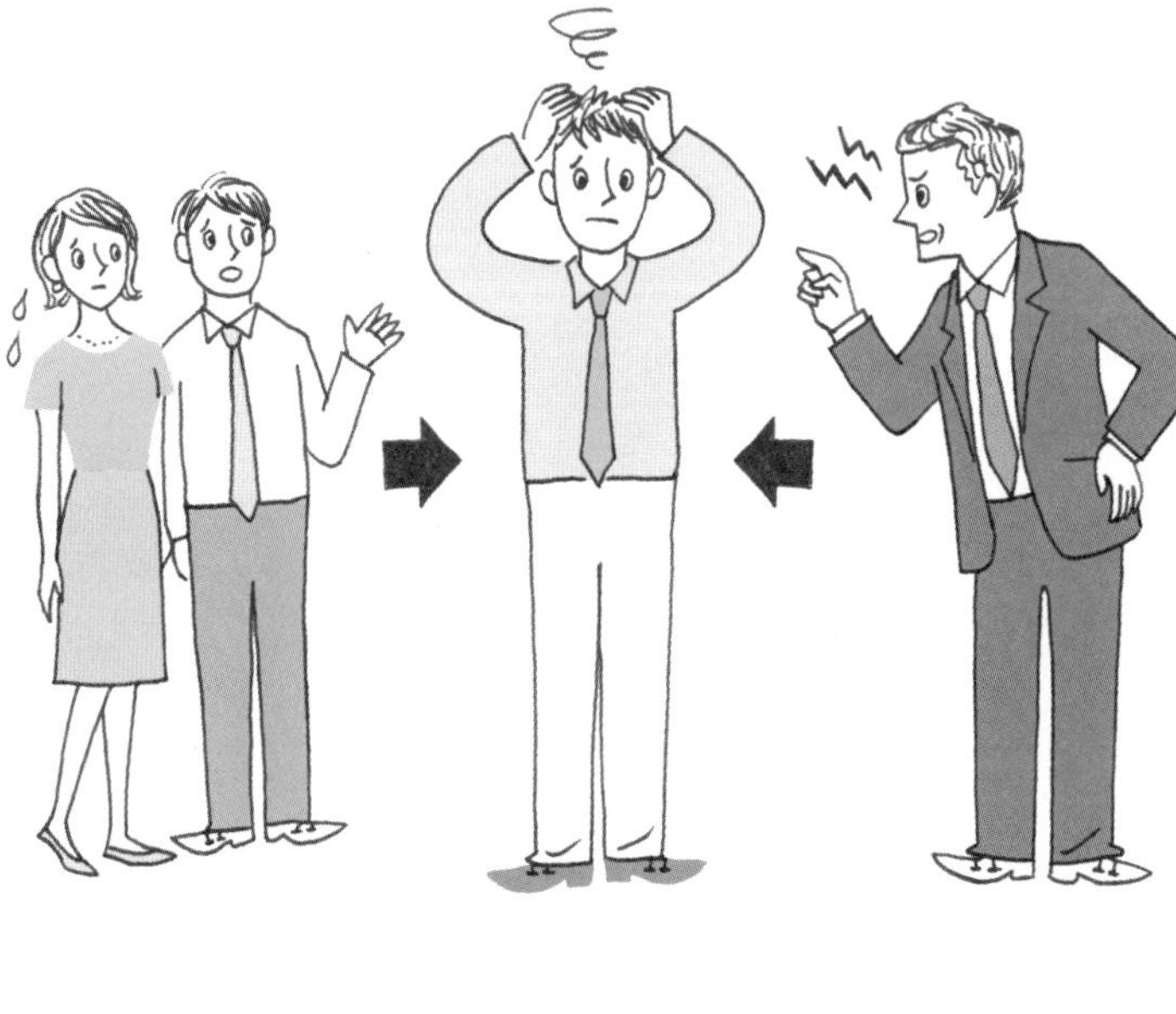

と状況がどんどん悪化するのもわかる。でも、八方美人だから、いつまでたっても言えない。周りの反応が最悪なものになると予測できるから、ますます言えない。こうして悪夢が現実になってしまいます。

こういう方が、インターネットのＳＮＳやＬＩＮＥなどでコミュニケーションをとると、周りの反応を気にしてしまい「相手の気分を害したくないから、本音が言えない」となります。会社や家庭内で起こったことが、ネットワーク上でも再現されてしまうのです。

相手の気持ちを考え、望みどおりの返事をしてしまうと、どんどん人生のつじつまが合わなくなる。結局、期待を裏切るようなことをして嫌われてしまう。挽回したくて、さらに余計な気を使ったりすると、今度は別の人との関係でつじつまが合わなくなる。

……という感じで、大変なことになってしまいます。

「言いたいことが言えない」と悩んでいる方は、他人にばかり気を使って、自分の人生が生きられなくなっていると、なんとなく自分でわかっています。

言いたいことを言える人は美味しい人生を歩んでいるのに、自分はちっとも思いどおりに生きられない。いつも流されるまま。余計な気を使って、自分の能力も活かせず、周りの人に搾取《さくしゅ》されているような感覚で、惨《みじ》めな生き方になってしまう人もいます。

さらに、いろんな人に気を使うことで、本当に大切な相手への気遣いができなくなり、いつのまにか孤独になってしまうこともあるんです。

## ◆「言いたいことが言えない」という悩みの正体

自分の言いたいことが言えないのは、どうしてでしょう?

多くの人は、自己分析をして「自分が優柔不断なせいだ」とか「八方美人だから」などの理由をつけます。

「相手を傷つけたり、嫌われたりするのが怖いから」、さらには「自分は偽善者だから」という解釈までしている人もいるかもしれません。また、「自分は気が弱くて、相手に怒られると、ものすごく怖いから」という人もいます。
とにかく、自分の弱さ、愚かさ、未熟さ、お人好しゆえに、本音が言えず「自分はちっとも成長していない」という感覚があるのかもしれません。

でも、本当に、そうなのでしょうか？

「言いたいことが言えない」と悩んでいるとき、**自分の予測とは別のところに〝実際の本音〟が隠れている**ケースだってあるんです。
たとえば、「上司や部下に言いたいことが言えない」という中堅社員さん。この方は、「横暴な上司が嫌いだ」というのが自分の本音だと思っています。もし、正直に「横暴だ」「嫌いだ」などと発言したら、上司を軽蔑しているとバレてしまう。だから「言えない」と思っているわけです。

ところが、実際は、ちょっと違っています。
――「横暴だ」「嫌いだ」というのは、部下から上司の悪口を聞かされて「（部下たちが上司を）嫌っている」のを、いつのまにか「（自分が上司を）嫌っている」と思い込んでしまっただけ。

　中堅社員さんは、「どうでもいい」というのが〝実際の本音〟で、上司のことなんて好きでも嫌いでもなく、当初はまったく興味がなかった。だから「この部署の現状を伝えてあげよう、部下に好かれる上司にしてあげよう」などと思わない。そのせいで「言わない」だけだった――。という現実が隠れていたんです。

　それを知ったご本人は「たしかに、部下の話を聞いているうちに巻き込まれただけで、自分はなんとも思っていなかった！」

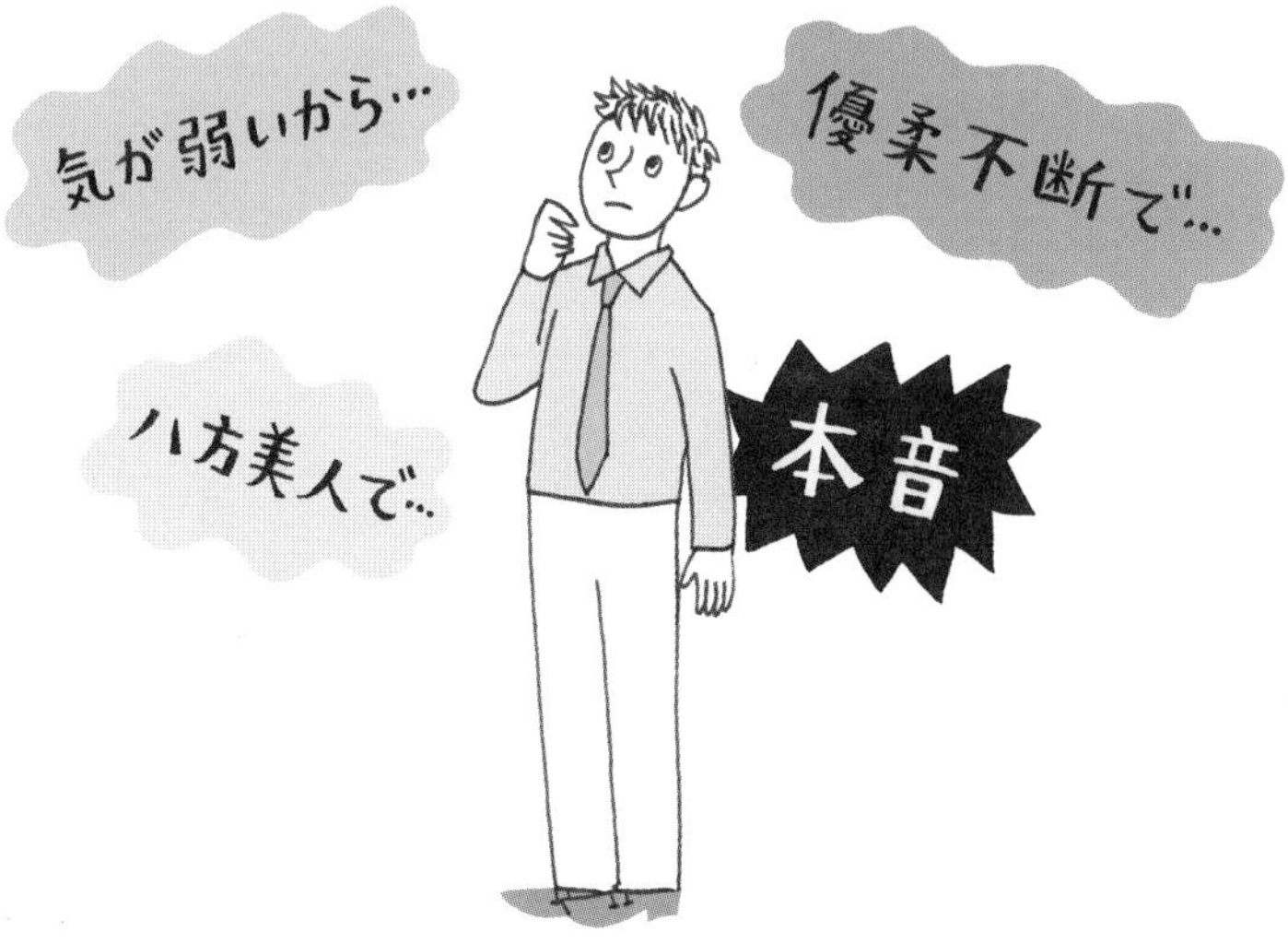

と自覚したようでした。

では、部下たちに「地方へのヘルプの知らせ」を伝えられなかったのは、どうしてでしょう？　ご本人は「部下の反応が怖いから言えなかった」と信じて疑っていません。だって、いつも部下たちは上司の文句を言っているわけですから。

でも、探っていくうちに「部下だけで対処してほしいから」という理由が見えてきました。「え？　そんなことを自分は考えていたんだ！」とびっくりします。

「いい人に見られたい。だから怖くて、部下を守れなかったことを伝えられない」と思い込んでいたのに、意外なところから〝実際の本音〟が出てきて「なるほど！」となるわけです。

――自分がいつも上司と部下の間に入っていたら、状況が変わらない。だから、部下たちに「自分たちで勝手に対処したら？」という意図で「言わない」ということをしていた――。これが〝実際の本音〟でした。

だったら、パートナーに飲み会のことを事前に伝えなかったのはどうして？

ここに隠れている〝実際の本音〟も知りたくなります。ご本人は「ただ、パートナーに伝えたらキレられる。それが怖いから言わない」と自分のビビり（臆病者であること）が原因だ、ほかに理由はない、と思い込んでいます。

でも、探ってみると「パートナーと適切な距離をあけたい。だから言わない」という〝実際の本音〟が出てきました。想定外のことだったので驚きます。

——仮に、パートナーの思いどおりになるとしたら、どんどん距離が近づきすぎて、お互いの関係が苦しくなる。一方、「思いどおりにならない」とパートナーに怒って

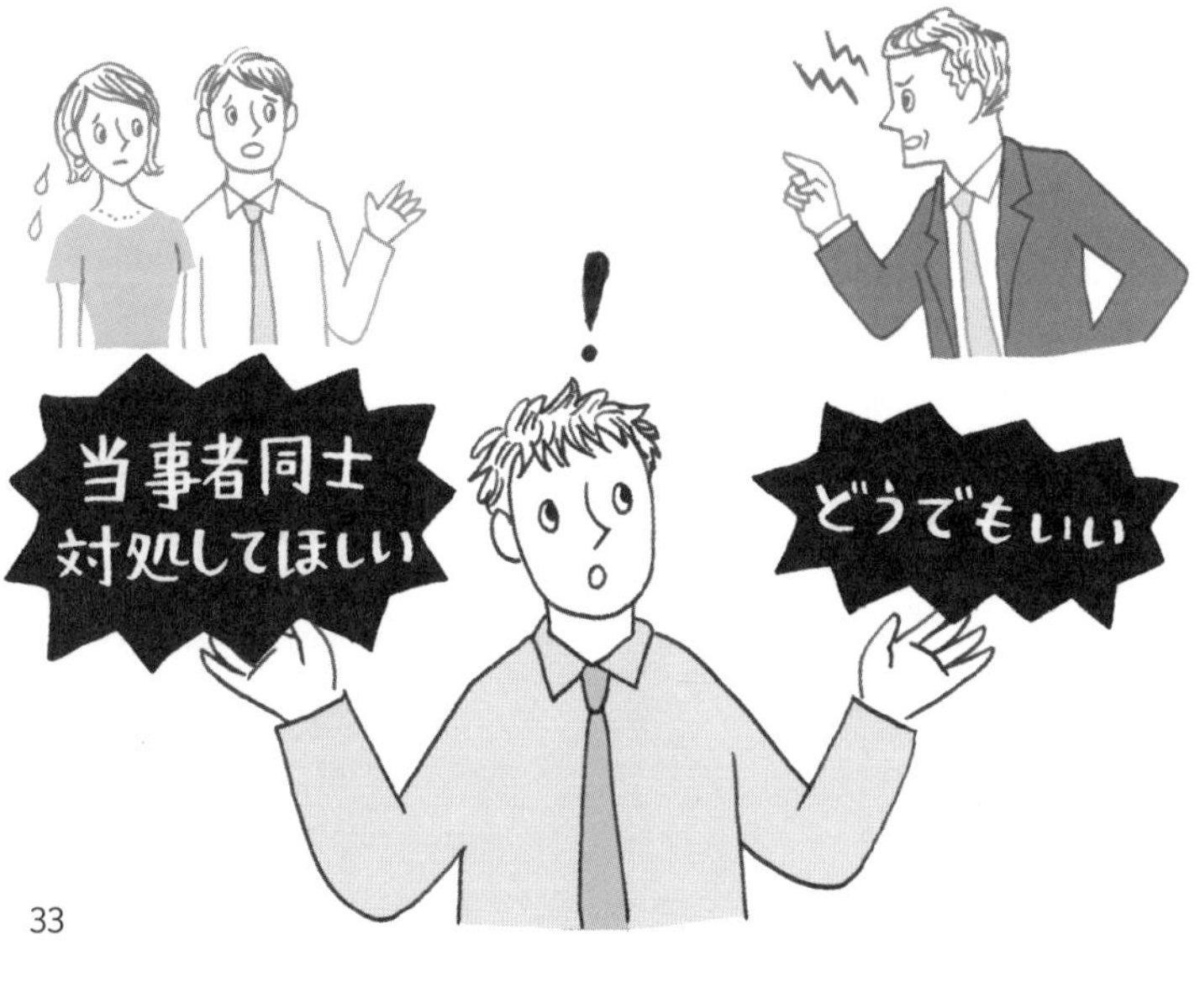

もらえたら、適度な距離があけられる。そして、ふたりの関係が長く続いていく。
自分はいつもパートナーに気を使っていて、自分の時間がない。それを「（飲み会の予定を事前に）言わない」ことで解消していた――。そういう意外な現実が見えてきました。

ご本人は「たしかに、以前はパートナーとの関係に息苦しさを感じていた。でも今は、適度な距離感で、自由に自分の時間を使えている気がする」と言いました。

〝実際の本音〟というのが面白くなってきます。

ご本人が「これこそが自分の本音だ」と思っていることって、意外と「世間の常識」とか「他人の意見」に影響されていることがあります。

周りから「横暴な上司は嫌い」「部下から嫌われるのが怖い」などと聞いていると、「自分もそうなのかもしれない」と思ってしまう、というのがそれです。

そして「パートナーを不快にさせてはいけない」「大切な人を怒らせてはいけない」という「世間の常識」によって〝実際の本音〟が歪《ゆが》められてしまいます。

〝実際の本音〟はもっと深いところにあるのに、他人の意見や常識によって、別の自分が勝手に作り上げられて「自分は本音が言えないダメな人間」となってしまう。

言いたいことが言えないのは「精神的に成熟していないから」ではなく、**「〝実際の本音〟が歪められ、見えなくなっているから」という可能性があるんです。**

**だからこそ「自分の思っている（だろう）ことが言葉に出てこない」という可能性**だってあるんです。

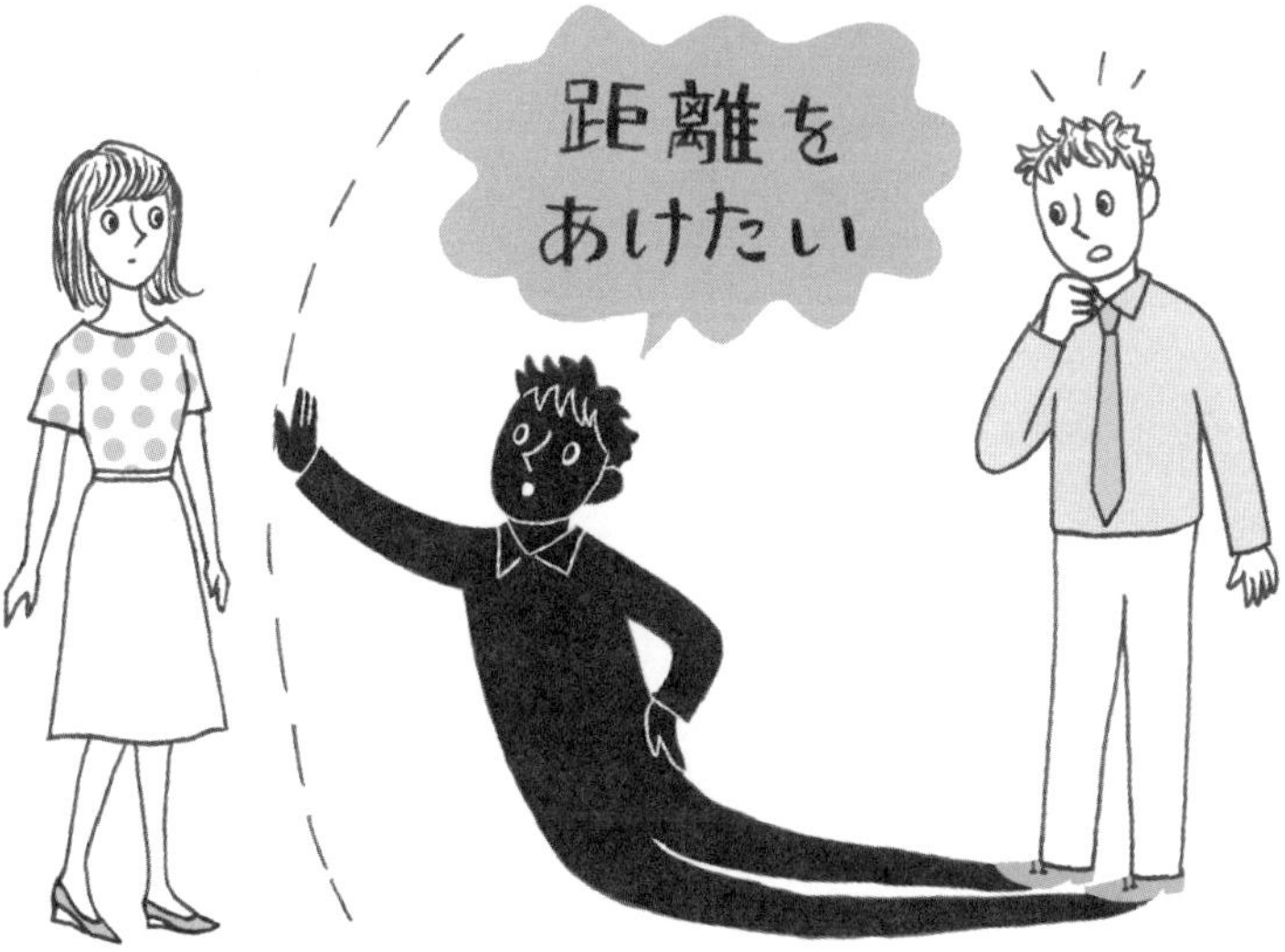

Column

# フロイト、ユング…心理学者たちの〝無意識〟論

ここまで、思い込みと〝実際の本音〟は違う、といった話をしてきました。

そう聞いて、心理学の本によく出てくる**無意識**という言葉を連想した方もいらっしゃるかもしれません。日常生活でも「無意識のうちに○○していた」といった場面で〝無意識〟という言葉が出てきます。

「本当の自分って〝無意識〟のこと？」

「他人の意見や常識に振り回されず、無意識のうちに行動できるのが、本当の自分？」などといった疑問がわいてくるかもしれません。

そこで、歴代の心理学者が唱えてきた〝無意識〟論をふりかえりながら、本書では〝無意識〟をどう定義しているのか、ここで示しておきます。

## フロイトが定義した〝無意識〟

ある学会で、私（大嶋）が「本当の自分と無意識」をテーマに講演をした際、ある偉

い先生から「患者の無意識なんか信用できない」と否定されてしまったことがありました。

〝無意識〟という言葉は、オーストリアの精神科医・フロイト（１８５６〜１９３９年）が創始した「精神分析学」のなかで定義した用語であり、フロイトは「かなえられなかった欲望が意識に上らないよう、抑圧されているのが〝無意識〟である」としていました。

さらに、フロイトは「〝無意識〟のなかに、欲望を抑圧する働きもある」と考えていました。

そんな概念だとしたら、たしかに偉い先生がおっしゃったように「〝無意識〟の本音なんか信用できない」となってしまいます。フロイトのいう「欲望」の定義は「破壊衝動」と「性衝動」ですから、〝無意識〟にまかせたら人は動物のようになってとんでもないことになってしまう、というお話になります。

## ユングが提唱した〝無意識〟

しかし、フロイトの弟子であったスイスの精神科医・ユング（１８７５〜１９６１

年）は、フロイトが定義した〝無意識〟では説明できない深層心理を説明するために**集合的無意識**というものを提唱します。

ユングは、「個人の夢や空想に出てくる典型的なイメージは、さまざまな時代や民族にも共通する普遍的なもの」と考えて、これを集合的無意識と名づけました。

要するに、〝無意識〟のなかにはフロイトのいう「欲望」のようなドロドロしたものだけじゃなく、神話に出てくるキャラクターのようなものもいる、という話です。

まあ、神話的なキャラクターが〝無意識〟だとしても、偉い先生が「信用できない」と言ってしまうのは、なんとなくわかる気がします。

### 大嶋の考える〝無意識〟

さて、私が考える〝無意識〟は、「**心臓は、意識して動いているのではない。意識しなくても、状況にあわせて的確に心拍数を調整してくれる。これは〝無意識〟の働きによるものである**」といったものです。

私たちは、頭を働かせる必要があるとき、とくに「脳の血流を増やさなきゃ！」と意識しなくても、〝無意識〟のうちに、自動的に心拍数が上がっていきます。

目の瞬《まばた》きも、「あ！ 目が乾いたから瞬きをしよう」と意識しなくても、〝無意識〟が自動的にやってくれています。

体の姿勢だって、自分で意識して保つのは一瞬のことで、あとは〝無意識〟が状況にあわせて自動的に変えてくれます。**〝無意識〟って、私たちの生命を維持するために働いているもので、常に私たちの味方でいてくれるもの**、という考え方です。

### 泣いたりドキドキしたりするのは〝無意識〟のせい？

「生理的な反応が〝無意識〟である」という考えについて、もう少し掘り下げていくと、心理学の世界では3つの説があります。

1つめは、「泣くから悲しい」という**ジェームズ＝ランゲ説**。

2つめは、「悲しいから泣く」という**キャノン＝バード説**。

そして、第3の説が「人間の感情は〝生理的反応〟と〝その反応をどのように認知するか〟によるもの」という、シャクターの**情動2要因理論**です。この説で有名なのが「つり橋効果」です。つり橋を異性と渡ったときに「高いから怖くて心臓がドキドキする」を「この人と一緒にいるからドキドキする」と勘違いして恋愛感情が生まれる、という説です。

ジェームズ＝ランゲ説だと、「生理的な反応は意識的に作れる」ことになりますが、情動2要因理論だと、「生理的な反応は〝無意識〟によるものであり、それを後で解釈している」となります。


ここで、**「本当の自分」とは、〝無意識〟が、私たちを助けるために、生理反応などによって引き出してくれるものである**、と考えてみます。

心臓がドキドキするのは、〝無意識〟が自動的にやってくれていること。それなのに、「ドキドキするから、私はこの人に恋をしているかもしれない」と勝手に解釈してしまう。それで、自分の周りに不具合が起きてしまう。だから、不具合をなくすには、〝無意識〟が教えてくれる**本当の自分（＝実際の本音）**を引き出す必要がある。

私はそう考えたのです。

### 患者さんに会うと胃が痛くなる理由

このことに気づいたのは、カウンセリングの仕事中でした。当時の私は、1日7〜8

時間のカウンセリングをおこなっていて、毎日のように「胃が痛い」と胃薬を飲み、月2回の割合で倒れて動けなくなっていました。

お医者さんに胃カメラ検査をしてもらったら、胃潰瘍《かいよう》の痕跡があって、「あんたは真面目に働きすぎだから、胃が痛くなる」と言われてしまいました。それで力を抜いて仕事をしようと思っても「胃が痛い」ことからは逃げられず、ずっと苦しんでいたんです。

ある日、「あれ？　胃の調子がいいぞ」と思って楽しく仕事をしていたら「次の方、どうぞ」と案内された患者さんが、部屋のドアノブに手をかけてまさに入ってこようとした瞬間、私は突然「胃が痛い！」と苦しみだしました。「あれ？　さっきまで調子が良かったのに」と自分でもびっくりします。

入ってきた患者さんは能面のような顔をしていて、表情がありません。「人が怖くてつらい」とおっしゃっていても、「恐怖」の感情が私には全然伝わってこない。「なんだろう？」と思って胃痛に苦しみながら話を聞いていたら、「私は怒っているんです！」と、爆発的な怒りが患者さんの表情と言葉から出てきてびっくりします。

さらに驚いたのは、患者さんが怒りを吐き出すことで怒りから解放されていけばいくほど、「あれ？　私の胃の痛みがなくなった！」ということ（怒ることを「腹が立つ」

と表現しますが、実際に怒っている人のレントゲンを撮ってみると、胃が縦に伸びていたりします）。

なぜこんなことが起こるのか？

情動2要因理論をあてはめてみると——患者さんの〝無意識〟は、胃の痛みを通じて、怒りを感じさせていた。患者さんを、ストレス刺激という危険なものから守ろうとしてくれていた。しかし、意識では「胃が痛いのは、不安のせいだ」と間違った解釈をしてしまう。そして、ストレス刺激をもろに受け、精神的なダメージでうつ状態になっていた。——と考えられます。

そして私も「患者さんの怒りが伝わってきている」のに、間違って「胃が痛いのは、昨日食べたものが悪かったから」とか「仕事のしすぎだから」などと解釈をしてしまいます。正解は「怒りが患者さんから伝わって胃が痛くなった」なのですが、間違って「自分のストレスのせい」と解釈することで「胃の痛みが全然消えない」という状態になっていました。

実際、カウンセリング中に胃が痛くなってきたら「あ！　患者さんが怒っていて、その怒りが伝わってきている」と考えてみることにしました。そして患者さんから怒りの感情を引き出し、吐露してもらうと、私は胃の痛みから解放されました。

このことから、「さっきまでの胃の痛みは患者さんから伝わってきたものだった」と考えることができたんです。

こうして〝無意識〟は、私たちを助けるために、さまざまな臓器反応を使って怒りや不安などの感情を生み出します。

たとえば……

- **怒っている**ときは**胃**が反応する（胃痛がするなど）
- **不安**なときは**腸**が反応する（活発になる、下痢になるなど）
- **うつ状態**だと**膀胱**が反応する（トイレが近くなるなど）
- **焦燥感**があると**肺**が反応する（圧迫感があったり息苦しくなったり）

でも、そうした臓器反応を受け取ったときに間違って解釈してしまうと、私たちはストレスから解放されず、胃の痛みなどの症状が続いてしまいます。

そこで、カウンセリングにおいては、**患者さんの〝無意識〟による臓器反応を、カウンセラーが代わりに受け取って話を聞く。そうすることで、患者さんは〝無意識の本音〟を受け取ることができ、症状から解放される**、と考えました。

これを私は**臓器共感**と呼んでいます（詳しくは3章で後述しますが、脳にある「ミラーニューロン」の働きにより、治療者は患者さんの臓器反応を受け取ることができます）。

こうした流れから〝無意識の本音〟というものが、臓器反応を通じて発生している、と考えたのです。

さらには、こんなことも考えました。

——人間の体は、足のつま先から内臓を通って脳、そして手の指先までつながっている。そこで、手の指先で臓器反応を受け取ることができるのではないか。それが可能だとしたら、**〝無意識〟が臓器反応を通じて私たちに伝えようとしている〝実際の本音〟を、手の指先で受け取れるのではないか**——と。

そうした考えのもとで開発されたのが、本書で紹介するＦＡＰ療法なのです。

「胃が痛いのは昨日食べすぎたせい」と頭で考えてしまうと、内臓が教えてくれる〝実際の本音〟を聞き間違えてしまい、「ストレスが蓄積されてしまう」となります。

「内臓の反応に本音がある」としたら、内臓に注目し、臓器反応から本音を探る、ということもできるのかもしれません。

ですが、それができるまでには、相当の訓練を積まなければなりません。なぜなら、ふだん私たちは、調子が悪くないかぎり、内臓の動きに目を向けないから。胃が痛い、腸が痛い、というわかりやすい症状が出ないかぎりは〝実際の本音〟と出会えません。

そこで、ＦＡＰ療法では、「手の指の反応を見て、臓器反応を受け取る」という方法を開発していったわけです。

# 本当の自分に、こうして出会える

**おためし　ごはん選びで本音がわかる！　中指ビンゴ**

**「思いもよらないところに〝実際の本音〟が隠れている」**ということを体験してみる方法があります。

たとえば「お昼に何食べたい？」というとき、「自分が本当に食べたいものは何？」と頭で考えるよりも、生理反応を見て、本心を探ることができるんです。

方法は簡単で、**片方の手をブラブラと振り、指の反応を見る**。これだけです。

手首の柔軟体操をするように、手首の力を抜いて、手のひらをブラブラと振ります。

このとき、手の指も一緒に脱力して動きます。そして、手をブラブラと振りながら、自分で自分に質問していきます。

1

まず、片方の手をブラブラと振ります。

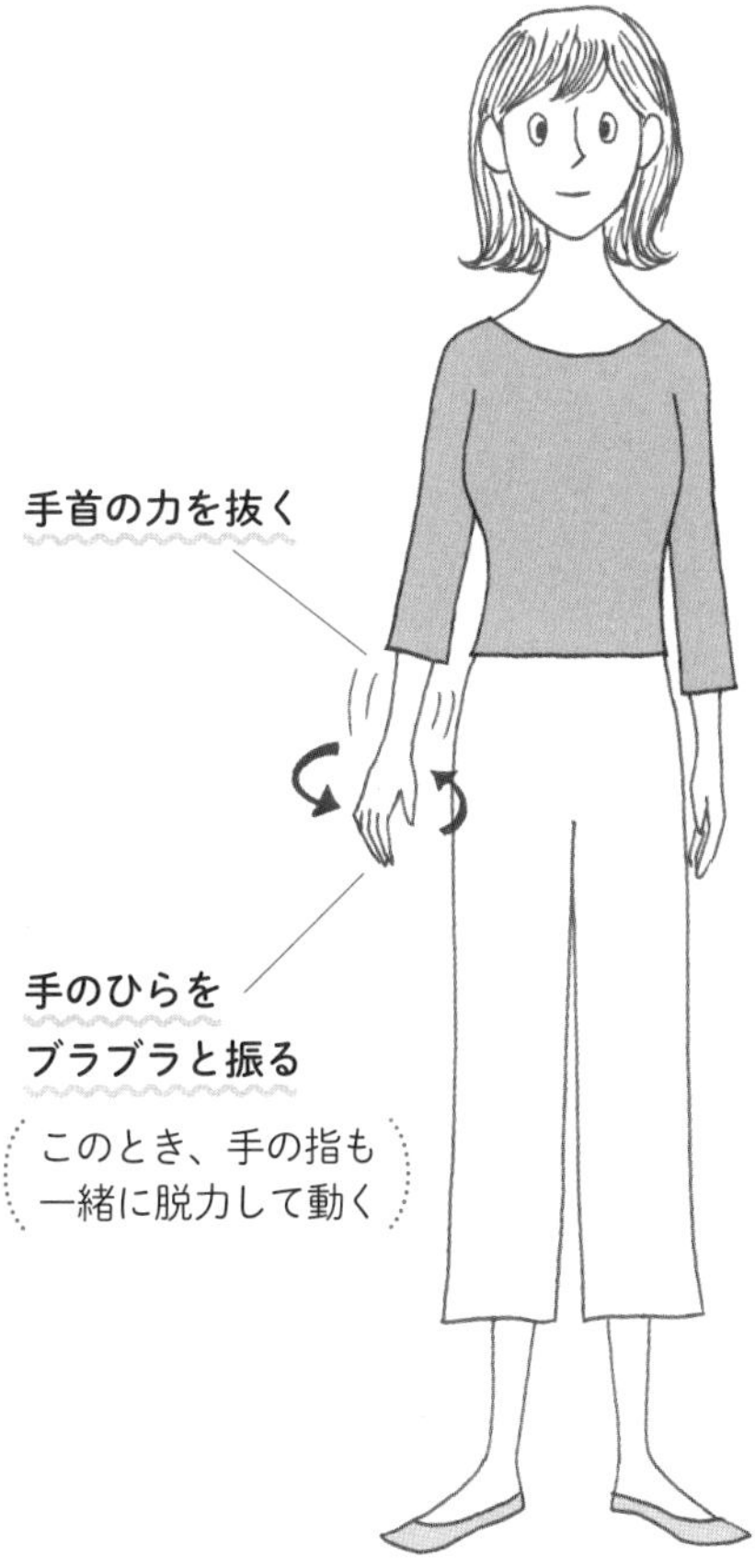

**2**

**片方の手をブラブラと振りながら「昼ごはんは食べたほうがいいの？」と、自分に問いかけてみます。**

ここで中指が反応したら「ビンゴ」です。「昼ごはんは食べたほうがいい」というのが〝実際の本音〟ということになります（反応例は、指がしびれる、つっぱる、固まる、ピクッと曲がるなど）。

もし反応がなければ、質問を変えて「昼ごはんは食べないほうがいいの？」と否定形で聞いてみます。そこで中指が反応したら「ビンゴ」で、「昼ごはんは食べないほうがいいんだ！」となります（その場合はここで終了）。

**3**

**片方の手を振り続けながら「コンビニ？　弁当屋さん？　定食屋さん？　その他？」と、自分に質問してみます。**

ここで中指が反応したお店が、「ビンゴ」です。

**4**

**片方の手を振り続けながら、お店でメニュー（または棚にある商品）を見ます。**

たとえば「コンビニ」で中指の反応があった場合は、コンビニに行って、片方の手を振り続けながら、棚にあるさまざまな商品を見ます。

唐揚げ弁当、ハンバーグ弁当、幕の内弁当、スパゲッティ、焼きそば、カップラーメン、おにぎり、サンドイッチ、調理パン、菓子パンなど……。それぞれに注目しながら、中指の反応を確かめます。

中指が反応したメニューが「ビンゴ」です。自分が本当に食べたいもの、ということになります。

ちなみに私は、毎食、この方法を使って自分の食事を選んでいます。

ある日、どれに注目しても「あれ？　指の反応がない」ということがありました。

そして、「ヨーグルト」に目を向けたときに「ビンゴ」と中指が反応します。

「え？　ヨーグルトだけでいいの？」と問いかけながらさらに手を振ってみると、やはり「ビンゴ」となったので、「あーあ、ヨーグルトしか食べられない」となります。

けれど、実行してみると、「あ！　体の調子が良くなったかも！」となるのは、内臓が、私に必要なことをちゃんと知っているから。

頭で考えると「食欲がなくても、何かちゃんとしたメニューを食べたほうがいい」となりますが、内臓に聞いてみると「食べなくてもいいのね！」とわかります。そして、内臓の答えにしたがうと「体調が整ってきた」となります。

本書では、このおためし方法を**中指ビンゴ**と名付けました。

「自分が本当に食べたいものは何？」と頭で考えていると毎回同じようなものを食べたりして「ちっとも変われない」となるのですが、中指ビンゴで〝**内臓の本音**〟を聞き出して、そのとおりに動いてみると、面白い展開がそこに待っていたりするんです。人によって感じ方は異なりますが、片方の手をブラブラと振っているときに〝内臓の本音〟が手の指に伝わると、「あ！　手の指が固まった！」とか「あ！　指がしびれる」などの反応があります。

ふだんは小指をぶつけて痛いときくらいしか指の存在がわからないのに、ある質問を自分に投げたときだけ「あ！　中指の存在がわかる」としたら、そこに〝内臓の本音〟があるはずだ、という考えです。いろんな場面で試していると「あ！　指の反応がわかりやすくなった！」となっていきます。私の場合、今では、目で見てはっきりわかるくらいに指が曲がるようになり、〝内臓の本音〟の感度が上がりました。

私は、この「中指ビンゴで食事選び」を17年前に始めました。当時、ウエスト91㎝でしたが、開始から3か月で「あ！　高校生のときのウエストに戻った！」となり、いまだに同じサイズのジーンズをはき続けることができています。〝内臓の本音〟を聞きながら食事を選ぶことで、本来の姿のままでいることができます。

ストレスがたまって〝内臓の本音〟を聞けなくなっていたころは、本来の自分とは程遠い姿になっていたんです。中指ビンゴでは、その〝内臓の本音〟を簡単に聞き出すことができちゃいます。

## ◆本音に気づくと、余計なものが取り除かれていく

「中指ビンゴ」を始めてから体調がよくなった理由は、食事選びが変わったから、だけではありません。

「あれ？　のどが痛くて鼻水が止まらない！」というとき、以前なら「あ！　風邪を

ひいてしまった！　昨日、薄着をして寝たからだ」と頭で考え、家族からもそう言われて、「あー、回復までに時間がかかるな」と思い込んで風邪薬を飲むことがしょっちゅうありました。けれど、いまは「あれ？　風邪をひいたかな？」と思ったら、まずは手をブラブラと振りながら「この症状って風邪？」と自分に聞いてみます。すると、指の反応がない。ということで「風邪じゃないんだ！」とわかります。

　つづいて、「もしかして花粉症？」と聞いてみると中指の反応があったので「あ！風邪じゃなかったんだ！　危なかった～」となり、余計な薬を飲まなくてすみます。花粉症にしたって、手をブラブラと振りながら「薬を飲む？」と聞いてみると、指の反応がないことから「薬は飲まなくていいんだ」となります。

　さらに、「なるべく外に出ないでマスクをする？」という質問で中指の反応が出るので、そのとおりに過ごしていると「あ！　症状が楽になった！」となるわけです。

「体がだるいな～、調子が悪い」というときに、手をブラブラと振りながら「このだるさをどうしたらいいの？」と自分に聞いて、改善策を探ります。

「ゆっくり休む？」という質問では、指の反応がありません。「エナジードリンクを飲む？」でも反応がない。「ジョギングに行く？」という質問で中指の反応が出て、「えー？　本当に？　体がだるいのに、出かけろっていうの？」と疑います。もう一度、確認のために手をブラブラと振りながら「ジョギングに行く？」と聞いてみると、やっぱり中指の反応が出るので、そのまま外へ走りに行きます。

すると、帰ってきてから「あー！　スッキリした！」となって体のだるさが消えているから不思議。――体のだるさは、疲れからではなく、脳がストレスで帯電していたせいだった。ジョギングをして血流を上げたら、ストレスが解消してだるさが消えた。――という仕組みが、後になってわかりました。

## ◆内臓はなんでも知っている

私たちは、頭で考えてしまうと「常識的」な判断をしがちです。「のどが痛くなったのは、風邪をひいたから」とか「体がだるいのは、疲れているせい」などの思考パターンが決まっています。

ところが、手をブラブラと振りながら〝内臓の本音〟を聞いてみると「え？　本当に？」という答えが出てきてびっくり。しかも、本音のままに動いてみると「あ！本当に調子が良くなった！」となるのは、内臓が私のことをいちばん知っているから。テレビやインターネットを見ていてお菓子のＣＭがちらっと目に入ると、「あ！甘いものが食べたい！」となったりします。こういうとき、以前なら「疲れているから甘いものが食べたくなるんだ」と理由をつけて、コンビニのスイーツを買いに出かけていました。

そして、食べた後に「スッキリとさわやかな気分になる」と期待していたのですが、逆に「だるくて眠くなってきた」となり、さらに気持ち悪くなって「うー、食べるんじゃなかった」と後悔していたんです。

中指ビンゴを使いはじめてからは「甘いものが食べたいかも」と思ったら、手をブラブラと振りながら自分に質問することにしました。「甘いものが食べたいの？」と聞いても指の反応がなく、「甘いものは食べたくない？」と聞いてみると中指の反応が出て、「おー！　食べなくていいんだ！」と、気持ちが落ち着くから不思議です。以前ならＣＭに影響され、いてもたってもいられず、自分でコントロールできなかったものが、「あ！　食べないでも大丈夫！」となりました。

もちろん、私も人間だから、「指の反応なんか、信頼できるか！」と反抗して食べてしまうこともありました。でも、食後に調子が悪くなって「あ！　指の反応のほうが正しかったのね」と学習するわけです。そして、**指の反応で〝内臓の本音〟を確かめながら生活してみると、どんどん健康になっていく**のです。

定食屋さんで「ごはんおかわり無料」の貼り紙が目に入りますが、「ご飯をおかわりしてもいい？」と中指ビンゴで確かめたら「ダメ！」という反応が出るからあきらめます。すると、ちゃんと後から満腹感がやってくるので「あのとき食べなくてよかった！」という具合になります。

料理中も、中指ビンゴで食材をチョイスしながら調理をすると「体が元気になった！」という感覚になるから不思議。頭で考えてしまうと、ＣＭや外からの情報に影響され、自分の体に合わないことをやってしまうから調子が悪くなりますが、〝内臓の本音〟を確かめながら食事を選んでみると「どんどん本来の姿に戻っていく」という具合になります。

そう、内臓は、自分のことを何でも知っているんです。

Column

# FAPセミナーでよくある質問とその回答①

**Q 「中指ビンゴ」のとき、具体的にはどんな感じで指が反応するんですか？**

A 最初のうちは、少しだけ指が重くなる、または、指がしびれる、つっぱる、硬直する、ジーンとする、なんとなく変化を感じる……などという程度でじゅうぶんです。いつもと違う感覚を少しでも感じられたら、「指が反応している」ということ。「指の反応が正しいかどうか」を吟味《ぎんみ》していると、主観が入ってしまって、反応がわかりにくくなります。スピーディーに、パッパッ、と次のステップへ進んでしまいましょう。慣れてくると、次第に「明らかに指がピクッと曲がる」ことがあります。慣れるまでは、指が曲がることにこだわりすぎないほうがいいかもしれません。

**Q 右手と左手、どっちを振るのがいいですか？**

A 「利き手」のほうが反応がいいです。また、途中で疲れてきたからと、右手と左手を交互に使うのは避けましょう。終始、利き手1本でおこなってください。

# 2章

# なぜ、同じ悩みを何度もくりかえすのか

# 過去を手放し「今」を生きるには

## ◆どんな人にも「心の傷」はある

私（大嶋）はカウンセラーとして独立するまでの8年間ほど、精神科医のもとで依存症や家族病理の問題に関わってきました。

そして、治療に関わるうちに、それらの問題の背景に**心の傷**が大きく影響していることに気づき、心の傷の治療法を研究してきました。心の傷とは、**（心的）トラウマ**とか**心的外傷**ともよばれるものです。

私が駆け出しの頃、先生の診察を見学したときに、若くてきれいな女性が「危ない男性と付き合ってしまって、別れてもまたもとに戻ってしまうんです」と相談していました。

まあ、「きれいな女性は危険な男性に惹かれる」ということがあるから、この方の悩みもそんな感じなのかな？　と思っていました。

すると、先生が「では、彼氏を呼んできなさい」と女性に伝えました。女性は彼氏から逃げていたところだったので、「私とやり直したかったら、先生に会ってください」と言い、彼氏が精神科医のもとへ乗り込んでくる形になりました。

その彼氏との面接も、私は見学というか、先生のボディーガードのつもりで入っていたのですが「うわー！　これは無理だわ！」と、面接室から逃げ出したくなります。ヤクザ映画に出てくる登場人物がかわいく見えるレベルの、怖い風貌。手の拳がきれいにつぶれていて、先生が「武道とかやっているの？」と質問したら、「これまで武道は一切やったことはない！」というので「あー！　喧嘩をたくさんして拳がつぶれちゃったのね！」とわかる。

「彼女と会わせろ！」と食ってかかる、その男性の殺気は本物で、「うわ～！　この男性が本気になったら、私が止めることは無理だわ」と悟り、どのように先生の逃げ道を確保するか、それだけを考えはじめました。

先生が「どうして彼女があなたから逃げたか、心当たりがありますか?」と優しく男性に質問したら、「お前たちが余計なことを吹き込んだからだろ!」とドスのきいた声で答えます。

先生は「彼女が出て行く前に、あなたとの関係で何か問題を話したことはないの?」と質問します。すると、男性は「俺が彼女を守っているんだから、何が悪い!」とちょっと的外れな答え方をしました。

そこで先生が「何から彼女を守らなきゃいけないの?」と質問すると、男性は「ハッ!」として、何かに気づいたみたい。どうやら男性は「彼女を傷つける奴から俺は彼女を守る! 彼女のために喧嘩をしているんだ」と言いたかったらしいのですが、「彼女が怯《おび》えているのは俺に対してで、俺が彼女を傷つけているんだ」とわかってしまいました。

男性は「だったら、どうしたらいいんだ!」と、行き場のない怒りを先生に向けます。先生が「あなたは彼女を何から守ろうとしていたの?」と優しく質問すると、男性は「彼女を傷つける奴から守りたい」と言った。「誰が彼女を傷つけるの?」と聞くと、「生意気な態度を取るレストランの店員とか」とボソッと言った。レストランで彼が暴れたと彼女から聞いていましたが、暴れた理由は彼が彼女を守りたかったからだというのです。

先生が「では、暴力を使って、彼女を守らなければならないような状況だったの？」と質問すると、男性は「わからない！」と両手で髪をぐしゃぐしゃにする。そして「わからないんだよ！」と怒鳴って、部屋から出て行ってしまいました。

私は、彼がまた戻ってくるんじゃないか？　と不安になりながら「先生、あれはなんだったんですか？」と聞いたら「心の傷だよ！」と教えてくださいました。

男性の父親は、その地域で有名な酒乱で、酒を飲んでは暴れる人だった。そして、彼と母親は、父親から常に暴力を振るわれ、苦しんできた。でも、その記憶が彼のなかから抜けてしまっている。なぜなら、母親が突然、幼かった彼を残して家から出て行ってしまったから。

その過去が心の傷になったことで、彼は「母親を守れなかったから、捨てられてしまった」と思い、「今度こそ彼女を守らなきゃ」と暴れてしまう。そして、そんな暴力的な言動に怯える彼女に対しても、「なんで俺の気持ちがわからないんだ！」と怒ってしまっていた。

さらに、父親からの暴力も、記憶はないが心の傷になっているから、「横暴な男性はみんな父親に見える！」となってしまい、相手を叩きのめすことを繰り返していた。

そしてこのケースでは、じつは彼女のほうにも心の傷がありました。彼と同じく「父親がアルコールを飲んで怖い人になり、ひどい目にあわされた」という過去があった。でもそれが記憶から抜けてしまっているから、「父親と同じような人と付き合ってしまう」ことを繰り返していた（トラウマの**再上演**といいます）。知らないうちに「彼とうまく立ち回れたら、心の傷が消えるはず」と、がんばってしまう。

そのとき私は、「おー！　あんなきれいな人にも心の傷があるんだ」とびっくり。そして、「怖いもの知らずのような彼氏にも心の傷が影響しているんだ」と、その深さを学びます。心の傷がなかったら、彼女はあんなに怖い男性と付き合っていなかったし、男性も常に喧嘩ばかりする危ない人にはならなかったはずです。

それ以来、私は「心の傷は、人生をものすごく変えてしまうんだな」と注目するようになり、**心の傷が治療されたら、人はどんなふうに変わるのだろう？**　と興味を持つようになりました。

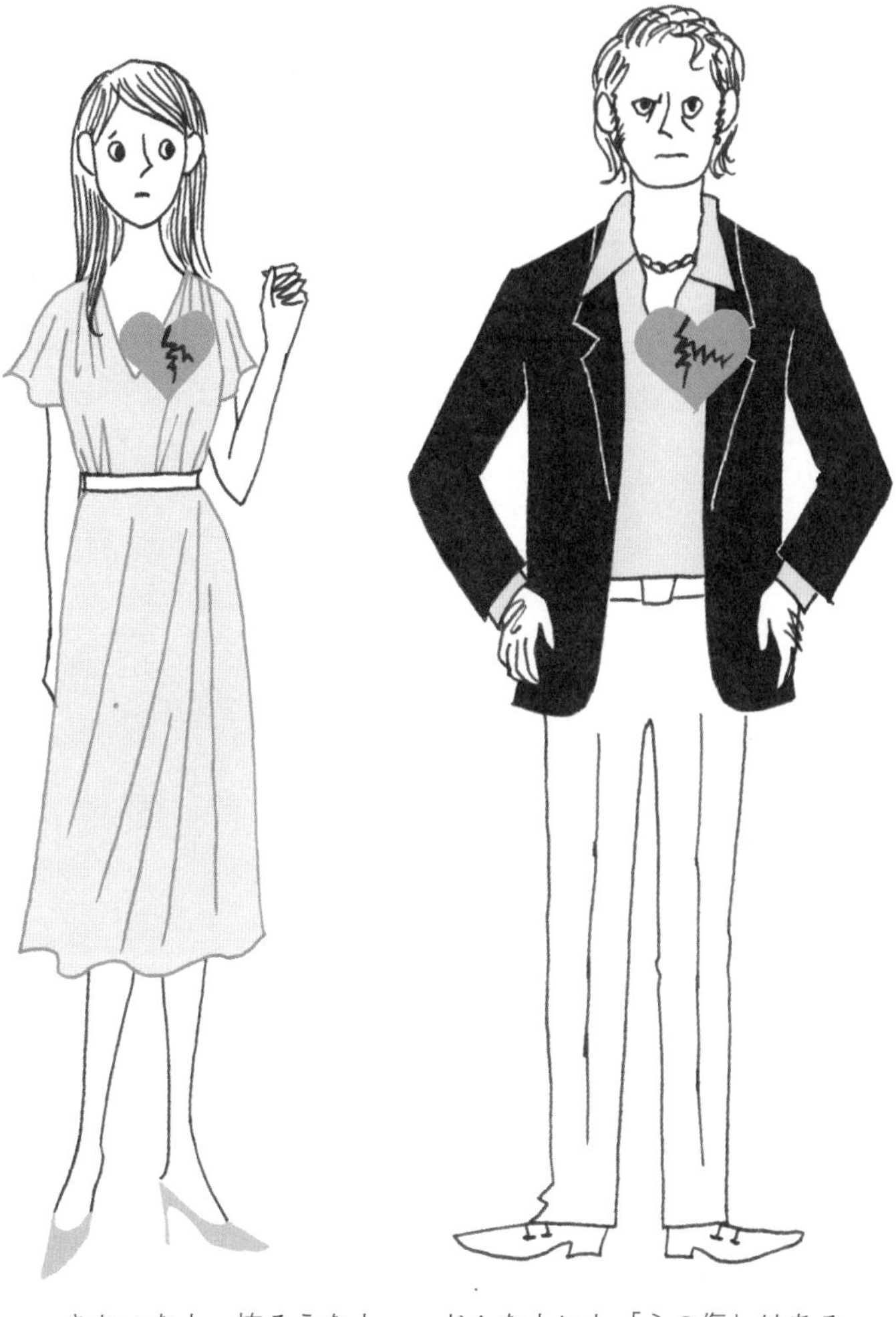

きれいな人、怖そうな人……どんな人にも「心の傷」はある

## ◆ムカつく！　でも、まだ好きかも？　感情に振り回される理由

人間の記憶は、「感情」によって整理されています。

モノの収納にたとえるなら、嬉しかった記憶は「嬉しい」というラベルのついたボックスにしまわれて、悲しかった記憶は「悲しい」ボックスにしまわれる、といった仕組みです。

記憶をきちんと整理するには、**その場であふれてきた感情を、そのまま正直に感じてあげる**必要があります。

もし、感情を抑えつけたり我慢したりして、適切な感情を抱けなかったら、「あれ？　記憶がちゃんと整理されなくて、いつまでもぐるぐるする！　嫌な気持ちが残る！」となってしまいます。

具体的な例を見ていきましょう。

ある女性が「うちの旦那って、だらしないのよ。帰ってきて服を脱いだら、脱ぎっぱなし。何度注意しても直らないから、頭にきちゃう！」という愚痴を、近所の友達

に話しています。

　すると友達から「またまた、そんな、のろけちゃって！　喧嘩するほど仲が良いのね」と言われて「え!?　なんでそうなるの？」と女性は思ってしまいます。だって「旦那に対して怒っている」という話なのに、「夫婦仲が良いことをのろけている」と勘違いされてしまったから。

　自分の思いを理解してもらえない女性は、余計にムカムカして怒りが収まらなくなってしまいます。

　だからといって、ほかの友達に同じ話をして「わかる！　本当にムカつく！　そんなやつ捨てちゃいなよ！」と言われても、「え？」となってしまいます。友達は一緒に怒ってくれるのですが、「あれ？　そんな急に別れることはできないし、私はまだ旦那を好きな気持ちがあるのかな？」とわからなくなり、モヤモヤします。

　そんなあるとき、また別の友達に同じ話をしたら、「相手に伝えたことが守ってもらえないと、私は旦那に大切にされていない、と寂しくなるのよね！」という言葉が返ってきた。そのときに「あ！　そうか！」と自分のなかで腑に落ちて「もう、友達に愚痴を言わなくてもいいかも！」となりました。

要するに、「**寂しい（孤独）**」という感情に気づいたことで、旦那に対する〝嫌だ〟の正体がわかった。そして記憶と感情がマッチしたことで不快感が消えた、というわけです。

本当は**寂しさ**があったのに「旦那も疲れて帰ってきているんだから、不快にさせちゃいけない」とか「自分の感情を出したら相手が不機嫌になる」などと感情を抑えつけてしまうと、記憶がちゃんと整理されず、いつまでも「あの旦那め〜！」と恨みつらみが消えなくなってしまう。

その恨みつらみも「記憶と感情がマッチしないから、間違った感情がどんどんあふれてくる！」という現象だったりします。不快感が消えないから一生懸命いろんな感情を合わせてみようとするけれど、どうしてもマッチせずに「どんどん不快な感情が増えてくる」となってしまうんです。

これは、心理学用語でいう「**帰属**」**のエラー**です。帰属とは「何かのせいにすること」。帰属が間違ったままだと、不快感が消えず、ずっとつきまといます。

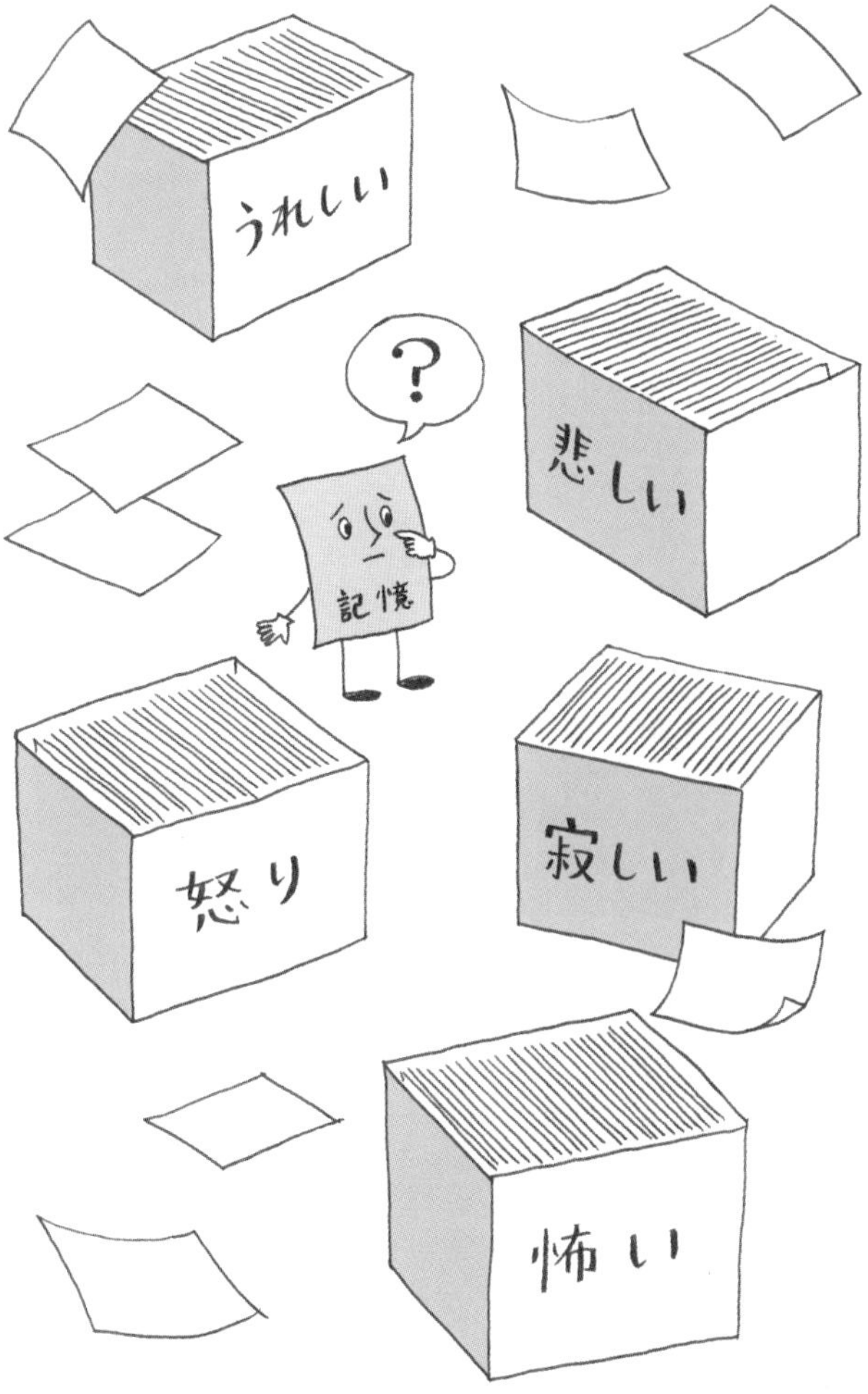


記憶と感情がマッチしないと、迷子に……

## ◆帰属のエラーが起こると、不快感が消えない

私は過去に、興味深い体験をしています。

大学まで車で通学していた時期のこと。ある朝、遅刻しそうになって「授業の単位を落としてしまう」不安から、車のアクセルを踏みます。そして、追い越し禁止のところで車を追い越して「ガーン！」と空中3回転、地上4回転の事故を起こしてしまいました。私が事故の瞬間に発した言葉は「お母ちゃん！」じゃなくて「神様！」でした。

そして、血だらけになって救急隊員に囲まれて意識を取り戻したときに「自分は誰かを巻き込んで傷つけなかったか？」と何度も確認をします。熊のようにでかい救急隊から「誰も傷つけなかったよ！　大丈夫だよ！」と言われたときに「よかった！」と涙します。

救急病院で、出血があまりにも多くて、寒気がして体が震えてきたときに「死ぬかもしれない」と思ったのですが、隣のベッドに運ばれてきた人が亡くなってしまった音と臭いを感じて、自分よりもその人のことを憐《あわ》れみます。

頭に刺さった大量のガラスを抜く処置をしてもらって、担当医から「退院していいよ！」と言われ、「帰って勉強をしなければ、卒業できない！」と、そのまま帰って勉強をしました。

そして数日後、エレベーターに乗ったときに、突然「死ぬかもしれない！」と恐怖を感じます。それからエレベーターに乗るのが怖くなりました。

さらに後日、飛行機に乗ったとき、機内の電気が消えて「息ができなくて苦しい！」とパニックに。そうなった理由が自分にはまったくわかりませんでした。周りからは「閉所恐怖症なんじゃない？」とか「高所恐怖症だからでしょう」と言われるのですが「飛行機に乗ると苦しい！」というのは消えませんでした。

じつは、こうした恐怖やパニックの原因って、私が交通事故を起こしたときにその場で「怖かった！」とか「死ぬかと思って苦しかった！」という感情を適切に感じられなかったせいなんです。

自分のことよりも周りの人の安否や授業の単位を気にしたせいで、記憶と感情がバラバラになって、整理されなかった。それで私の頭のなかから事故の記憶が抜けてしまった。本来は「事故にあった」ときに感じるはずだった感情が、間違って「エレベーターに乗った」ときと結びついた。そのせいで「エレベーターが怖い」となってしまった。

また、「飛行機の機内」にも間違って帰属された。それで「飛行機のなかが息苦しい」という感じになって、いつまでも「乗るのが怖い！」という恐怖の感情が消えなくなってしまったんです。

エレベーター内で恐怖を感じたら「それって事故のときの感情だよ！」と記憶と感情を適切に当てはめてあげると「あ！　エレベーターが怖くなくなった！」となります。飛行機にしても同じで「あ！　この息苦しさって、あの事故の瞬間に感じたことだった！」と結びつけると「飛行機に乗っても息苦しくなったりパニックにならない！」となります。記憶と感情が整理され、症状が消えていくのです。

この私のエピソードのように、不快な感情がいつまでも消えない、という場合は「記憶と感情がバラバラになっている」可能性があります。そんなとき、記憶と感情をつなげることができたら「あれ？　不快な感情がない！」となり、**スッキリさっぱりして「自由に自分のやりたいように生きられる！」**と変わっていきます。

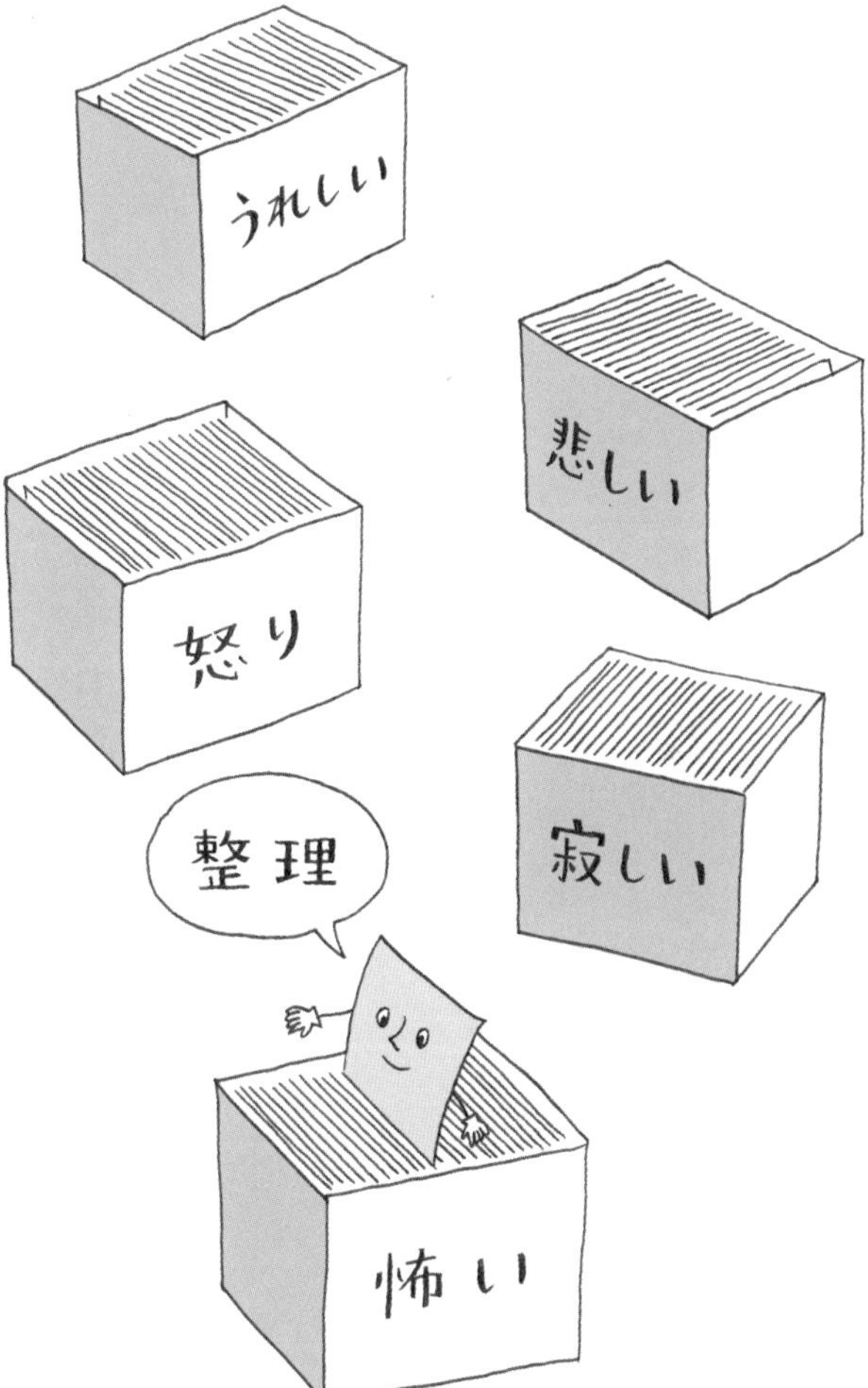


感情BOXに記憶をしまって……スッキリさっぱり！

# しつこいモヤモヤの正体とは

**おためし　1分で気持ちがスッキリしていく指押し**

「記憶と感情がつながると、不快感が消えていく」ことを体験してみる方法があります。何か「ムカつく」「嫌だ」「悔しい」といった不快感がわいてきたときに、**手の指を押さえながら、頭のなかで「○○が気になる」と4回唱えてみる**、という方法です。

たとえば、さきほどの「夫のことがムカつく！」という女性のケース。普通に世間の常識的に考えたら、「だらしない夫に対して怒っている！」ことになりますが、このままでは不快感が消えません。女性が本当に感じているのは「怒り」ではなく「憎しみ」や「恨み」でもなく、じつは「**寂しさ**」なのだ、と気づく必要があるのです。

How to FAP

## 1

**手の小指を押さえながら、頭のなかで「夫のことが気になる」と4回唱える。**

## 2

**終わったら、頭のなかで「夫のことがムカつく！」と思ってみる。**

ここで「あ！　ムカつきが消えた！」としたら、「夫に対して**怒り**があったんだ」とわかります。

一方、小指を押さえてもムカつきは消えないとしたら、その正体は「怒り」ではない、ということ。別の指で調べていきます。

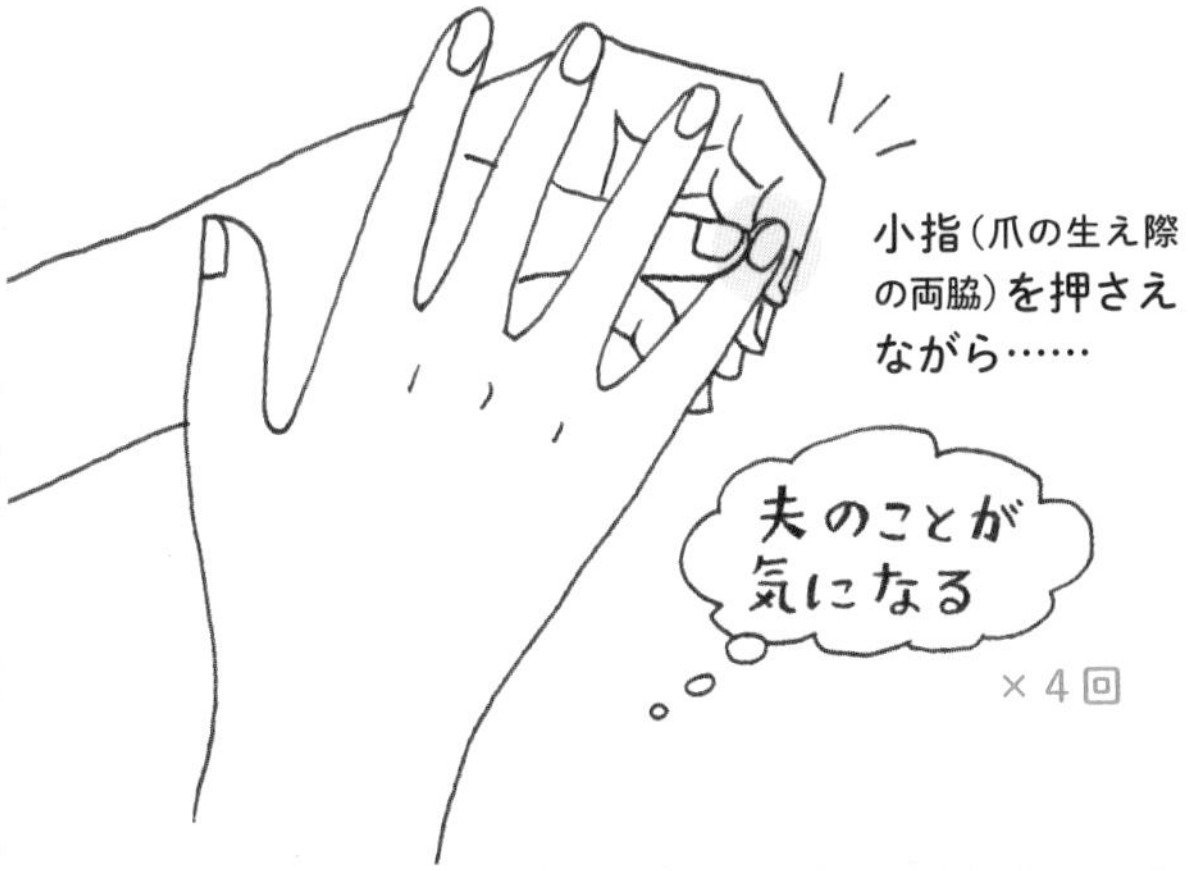

3

**次に、人差し指を押さえながら、頭のなかで「夫のことが気になる」と4回唱える。終わったら、頭のなかで「夫のことがムカつく！」と思ってみる。**

ここで「あ！　ムカつきが消えた！」としたら、「夫に対して**憎しみや恨み**などの不快感があったんだ」とわかります。

一方、人差し指を押さえてもムカつきは消えないとしたら、その正体は、憎しみや恨みではない、ということ。また別の指を押して探っていきます。

4

**次に、中指を押さえながら、頭のなかで「夫のことが気になる」と4回唱える。終わったら、頭のなかで「夫のことがムカつく！」と思ってみる。**

ここで「あ！　ムカつきが消えた！」としたら、「夫と一緒にいて孤独を感じていたんだ」とわかります。こうして、自分にわいている不快感の正体に気づくことで、不快感から解放されていくのです。

ほかにも、**薬指**を押さえたときに不快感が消えたなら「夫に対して**見捨てられ不安**があったんだ」、親指なら「**身体的苦痛**があったんだ」とわかります。

**5本の指それぞれに感情が出る**

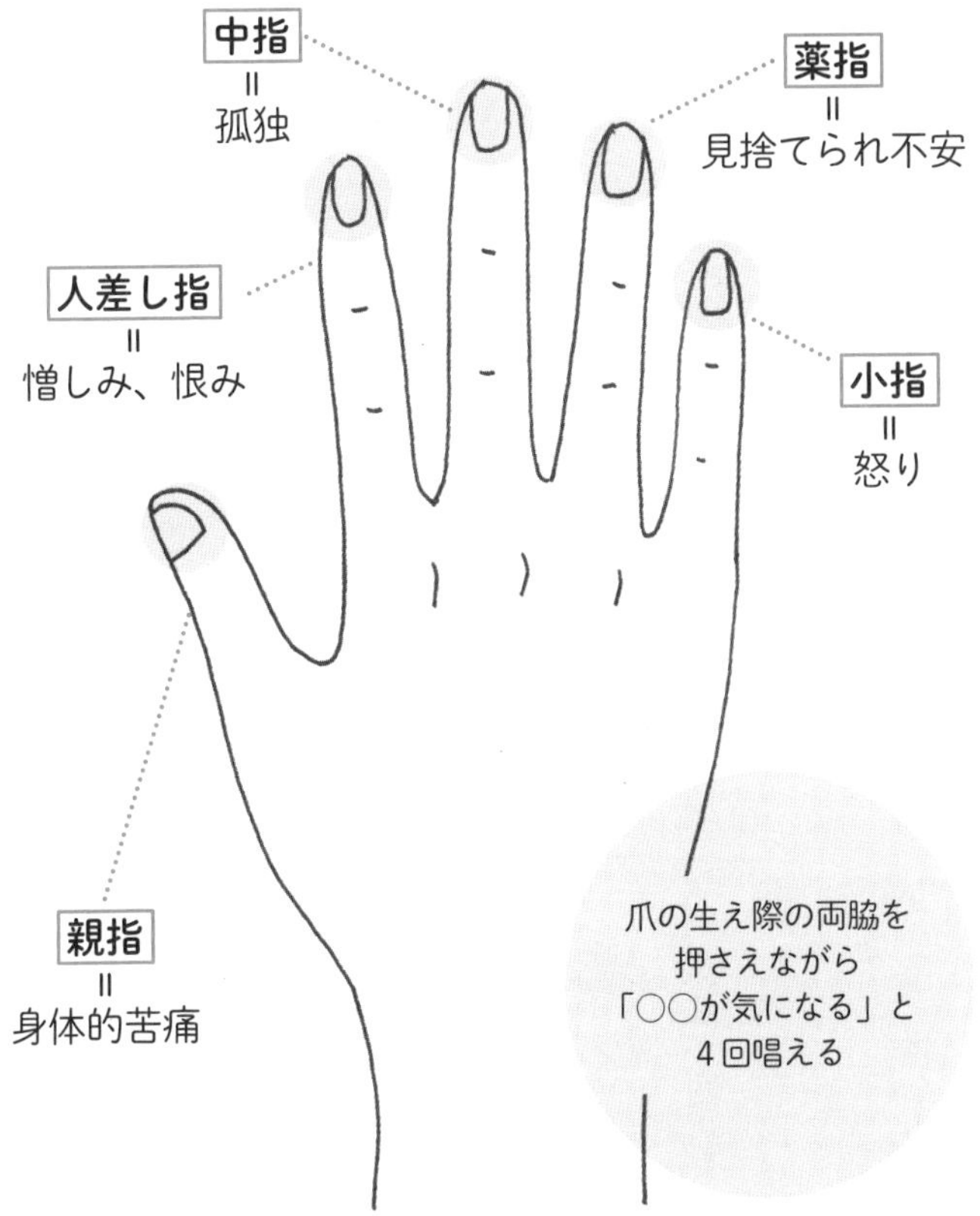

## ◆どうしても嫌いな人に隠れた、意外な感情

もうひとつ、具体例として「職場の人が嫌で、仕事に行くのがおっくう」という人のケースを見ていきましょう。

本人は「あの人（同僚）の性格がきつすぎて嫌だ！　会社を辞めたいくらい嫌だ！」となっていました。このケースでは、指を押さえながら、頭のなかで「同僚のことが気になる」と4回唱えてみて調べていきます。

**親指**を押さえて唱えたときに「あれ？　同僚への嫌悪感が減った！」としたら、「同僚に対して**身体的苦痛**があった」とわかります。身体的苦痛とは、たとえば「相手の匂いが苦手」といったものなど。それに気づくと「なーんだ！」と思えます。

また、**中指**を押さえて唱えたときに不快感が減ったとしたら、**孤独**が関係している可能性が見えてきます。「あ！　あの人って、ほかの人には親切なのに私にだけは冷たい態度……」と浮かんできて「なるほど！」となります。

また、**人差し指**を押さえて唱えたときに不快感が減ったとしたら、**憎しみ、恨み**の感情があったということ。「あ！　昔のあのことを、私は恨んでいたんだ！」とい

う記憶が出てきたりして「なるほどね！」となります。

自分のなかに「相手を恨むほど、私の器は小さくない」といった思いがあると、いつまでも不快感が残るのですが、**指押しによって記憶が適切な感情と結びつくと、過去を引きずったり感情に振り回されたりすることがなくなります。**「以前より気にならないかも！」「大したことはないかも！」と気持ちが変わっていったりするんです。

この「指押しで気分スッキリ」の手法は、「過去の悔しかったことが頻繁に思い出されて、嫌な気持ちになる！」というケースでも使えます。

**小指**を押さえながら、頭のなかで「○○（悔しかったこと）が気になる」と4回唱えてみて、「あれ？　悔しさがちょっと軽減したかも」となったら、「悔しかった」というよりは「怒っていた」ことになります。**怒り**をきっかけに「あ！　あれに対して怒っていたんだ！」という詳細なできごとが思い出され、「なるほど！」となります。

**中指**を押さえながら唱えたときに悔しさが消えたなら、「周りが助けてくれなかった」などの状況で**孤独感**があったとわかります。そうして記憶を整理すると、感情ごとのボックスに適切に収納され、過去を引きずらなくなり、自由になるんです。

Column

# FAP療法で、長年の苦しみから解放される

### 親のせいか？　親のおかげか？

世間的な常識などにとらわれず、指押しによって「どんな感情が隠れているのかな？」と探ってみると、意外なところで面白いことが見えてきます。

このとき、記憶と結びつく感情は、単体であるとはかぎりません。**複雑な感情が、何層にも重なり合っているケース**もあります。FAP療法では、それを1枚ずつ順番にはがして整理していくことになります。

ある男性が、パニック発作とうつ状態で、医者から紹介されて私の相談室にやってきました。

――職場で半年以上、一人の顧客から毎日のようにクレームで罵《ば》倒《とう》されて脅されていた。上司があいだに入って対応しようとしたが、効果がまったくなく、結局、自分でクレーム対応をやらされる毎日。「呼吸がうまくできない！」とパニック発作が起きても、

変わらずに対応をやらされ続け、うつ状態になってしまった。

自分がこうなってしまった原因は、父親のせいだと確信している。父親は威圧的な人で、これまで私は何ひとつ反論することなく「はい、はい」と従ってきた。だから今回のクレーム対応でも、私は顧客のいいなりになってしまって、相手がますますエスカレートし、こんな状況になった。

父親がもっと私の意見を聞いてくれて、自分の好き勝手に人生を歩ませてくれたら、こんなことにはならなかった！　——ということでした。

カウンセリングのなかで男性は、父親に対するものすごい**怒り**を訴えていらっしゃいました。

そこで、クレーム事件による「心の傷」をＦＡＰ療法で治療していきました。

男性は「父親に対する**怯《おび》え**がこの事件を招いた」とおっしゃっていたのですが、指押しで調べてみてわかったのは、**複雑な心的外傷**があるということでした。

自分で指を押さえながら「クレーム事件が気になる」と唱えていくと、クレーム事件の詳細を思い出し、「あの状況は、どう努力しても避けることができなかったんだ！」

とわかって、「自分は悪くなかった！」という感覚になり、男性の目から初めて涙があふれます。

さらにほかの指も順番に押さえて、感情を**統合**していきます（統合とは「ひとつにまとめること」。ひとつにまとめたときに、面白いことが見えてくる）。

すると「あ！　父親に対して怒っていたから、自分は会社を休まずにいられたんだ！」と気づきます。すべて父親のせいにしていたから、顧客から守ってくれなかった上司や会社に対して怒りをぶつけて退職してしまう、ということを避けられたのです。

そして治療をしていくうちに、パニック発作を起こしたら父親が駆けつけてくれたこと、「お前はいつでも会社を辞めていいんだぞ、自分の好きな人生を歩んだらいい！」と優しく言ってくれたことを思い出します。

「父親のおかげで仕事を続けることができていたんだ！」とわかって、男性は遠く離れて暮らす父親のもとへ感謝を伝えに行きます。

そして、あのクレーム事件に耐えることができた男性は、自信を持って自分のやりたい仕事に転職でき、パニックやうつ状態から解放され、素敵な女性と出会って結婚し、新しい環境でのびのびと暮らせるようになりました。

心の傷があると、本当は怒っているのに「自分が悪かった」とか「会社の体制に問題がある」などと、別の感情を抱いてしまいます。すると、本来は**怒り**のボックスに整理されるはずだった記憶が、バラバラになってしまいます。

帰属エラーを起こした感情がぐるぐる回り、それが周りの人を刺激して、さらに状況がひどくなる、という悪循環になっていきます。

そんな場面で、ＦＡＰ療法の指押しによって記憶と感情を統合することで「あ！　そういうことだったんだ！」という予想もしていなかった展開が起きていくんです。

## 「悪夢の世界」から抜け出し、新しいストーリーを体験

「たかが感情」と思われがちなのですが、感情は記憶を整理するための大切な役割を果たしています。記憶がきちんと整理できないと、未整理の記憶や感情が「別の世界」を作り出してしまいます。不快感にまみれた「悪夢の世界」です。すると、その悪夢の世界に閉じ込められ、そこから抜け出せないような感覚になります。まるで**暗示にかけられている状態**です。

カウンセリングのなかで、クライエントさんの表現することを真に受けて、「悪夢の世界」へ一緒に閉じ込められてしまうことを**巻き込まれ**といいます。

そして、巻き込まれたカウンセラーが関わる（相手の気持ちを考えて代弁したり、助け舟を出したりする）ことで、クライエントさんをさらに悪夢の世界へ閉じ込めてしまうことを**イネーブリング**といいます。

たしかに、クライエントさんの訴える感情を受け止めなければ信頼関係（**ラポール**ともいう）は成立しないので、しっかりと受け止める必要はあります。

でも、同時に、クライエントさんは思い込みの状態にあり「相手（カウンセラー）を暗示にかけている状態」の可能性があることも知っておく必要があるのです。

相手の感情を受け止めつつも、指押しで「本来の感情は何？」と検証し、記憶と感情を統合したときに、クライエントさんは思い込みから解放され、悪夢の世界から抜け出し、**オルタナティブ・ストーリー**（思い込みとは別のストーリー）を目撃できます。

目の前で、予想もしないような展開が起こって楽しくなります。まるで、悪夢の世界がそれまでまったく存在していなかったかのような錯覚に陥るのです。

それを目撃しているカウンセラーも、驚きがあると同時に、クライエントさんと一緒に意外な展開を体験することで思い込みが外れ、どんどん解放されて自由になっていきます。

お互いの主観的な決めつけで作られていた壁が取り去られて、本当の意味で相手を知ることができると、お互いの信頼関係がより深まっていくのです。

**クライエントとカウンセラーが、ともに解放されていく**

それまでの思い込みから解放されて、新しいストーリー展開が見えてくる。それをクライエントさんと一緒に体験していくなかで、「あ！　怒りの感情が出るのは、小指だ！」というかんじで、それまで不明だった指と感情との関係性が見えてきて、統合できる感情の幅も広がっていきました。

やがて、「それらの感情が複雑にからみあっているのが、心的外傷なんだ」ということ、さらに「心的外傷には、いくつかの指のパターンがある」ということが見えてきます。

「それまで解決できなかった複雑な感情も、押さえる指の順番を変えることで統合できる」とわかって、複雑な感情を特定し、整理していく手順が見えてきました。

詳しくは4章で紹介しますが、たとえば……

**●「シンプルなトラウマ」の場合は、**

**中指**（**孤独**）→**薬指**（**見捨てられ不安**）→**小指**（**怒り**）の順に押さえる。

**●二次被害を受けてしまったような「複雑な心的外傷」の場合は、**

**薬指**（**見捨てられ不安**）→**中指**（**孤独**）→**小指**（**怒り**）の順に指を押さえる。

こうして複雑な感情の組み合わせパターンを知り、指を順番に押さえることで、**複雑な感情を記憶に統合し、記憶がきちんと整理されて、そして悪夢から解放されて、現実の世界で生きられる**ようになります。

「指を順番に押さえることで、感情が記憶と統合される」といった、主観的に考えたらありえないことを一緒に試してみる、という手順自体が、思い込みから解放されるためのプロセスなのかもしれませんが、順番が違うだけでスッキリ感が全然違ってくる、というのは非常に興味深い現象です。

# 3章

# なんだか気になる…「隠れた本音」を知る手法

# 困っている相手に、どう対応するか

## ◆相手の本音は、内臓に出る!?

近所に住んでいる女性とばったり会ったときに、「犬が病気になっちゃってね」と打ち明けられます。そのとき、犬を飼った経験がある人なら「ワンちゃんは言葉でつらさを訴えられないから、見ていて、つらいですよね」と言葉をかけたりします。

相手と同じような気持ちになることを**共感**といいます。「その気持ちわかります」と共感する意味って、ワンちゃんの病気で動揺している感情の「波」と同じ波長を自分のなかに作り出し、相手に言葉を送ることで、「あ！　感情の波が打ち消された！」という仕組みになっている、と考えます。

自分が病気になって、やっと回復してきて「大変だった～」と誰かに打ち明けたとき、同じ体験をしたことのある人が「それは本当に大変でしたよね」と言ってくれたら、「あー！　あの大変さをわかってくれるんだ！」という、なんとも言えない気持ちになって「わかってくれてよかった！」と、苦しみの感覚が自分のなかで変わっていきます。

ところが、「大変だった～」と別の人に打ち明けて、「へー！　私は病気になったことがないからわからない！」と言われたら、「カチン！」ときてしまって、「もうこの人とは話したくない！」と思ったり、「あーあ、なんだか余計に嫌な気持ちになった」となったりして、不快感を引きずることになります。

自分の不快感を打ち明けて、相手が同じ気持ちになって、それを言葉に出してくれたときに、「あ！　不快な感情が打ち消された！」となり、相手に対する信頼関係が増すのです。

多くの人は「相手と同じ気持ちになって、言葉で返すことなんて簡単じゃん！」と思うでしょう。なぜなら、多くの人は普段の会話で「うん、うん！　それ、わかる！」と自然に共感しているから。

じつは、**相手の気持ちがわかる人ほど、「内臓」で共感しています。**たとえば奥さんと喧嘩をすると「胃が痛くて食欲がない」となるのは、奥さんの**怒り**を**胃**で感じ取っているから。

また、職場で同僚の話を聞いているだけで、同僚の**不安**を**お腹**で感じ取り、「お腹が痛くなってきた」と腹を下したような感覚になったりもします。

そんな共感上手の人たちが相手の話を聞いているとき、どの部位が反応するか。

データを集めてみると、興味深い傾向が見えてきます。そして、内臓と感情の対応表を、ちらっと頭のすみに置いてから相手の話を聞いてみると、「おー！　これって面白いかも！」という体験ができます。

ある商工会議所で「相手の話を聞く」講習をおこなったとき、2人1組でお互いの話を聞いてもらいました。すると、聞き手の人が「先生、おしっこをしたくなったんだけど！　これってどんな感情？」と質問してきました。「うつ気分などの、うつです」と答えると、話し手が「私、最近うつになって病院に通って薬を飲んでいたんだ」と明かし、質問した方はびっくりしてしまいます。知らないうちに「うつ」を言葉じゃなく内臓で感じ取っていたんです。

また、ある男性は、「奥さんの話を聞いていると心臓が苦しくなる」とおっしゃっていて、「あー！　奥さんのパニックに心臓が共感しているのね」とわかります。

そして、心臓が苦しくなるたびに「お前も大変な思いをしているんだな」と言葉をかけてあげることで、不思議と奥さんのパニックが収まり、２人の関係が変わっていったんです。

## ◆治療者は、こうして他者の感情を理解する

私（大嶋）はカウンセリングの仕事を始めてから、「胃が痛い」といって胃薬を飲み続け、体調を壊してしまいました。でも、「患者さんの怒りが伝わってきて胃が痛くなる」とわかってからは、胃の痛みで苦しむことがなくなりました。

ちまたには、「怒りっぽい上司のもとで仕事をしていると胃が痛くなる」という話がよくありますが、「あ！　それって、上司の**怒り**が**胃**に伝わってきている」とわかると興味深くなってきます。

胃が痛くなったら「相手がものすごく怒っている」と予測して、相手に共感してみると、相手の怒りが打ち消され、信頼関係が増す。そういう体験から、「この胃の痛みって、本当に相手から伝わってきているんだ」とわかってきました。

１９９６年、イタリアの脳神経学者・リツォラッティ博士が、猿の実験で、「自動的に相手の脳の真似をする細胞」を発見し、**ミラーニューロン**と名づけました。

猿は、人間がリンゴをつかんでいる動作を見ているだけで、猿自身が手足を動かしていなくても、脳のなかで人間の真似をしていた。そしてこの細胞は人間の脳にもあり、他人の痛みの話を聞いたら同じように痛みを感じるのはミラーニューロンの影響である、ということがわかってきました。

「緊張している人と一緒にいると、自分も緊張してしまう」という現象は、ミラーニューロンが影響しているから。自分が意図しなくても、脳は自動的に、近くにいる人の状態を真似してしまいます。

「不安な人が近くにいるとお腹が痛くなる」という現象も、ミラーニューロンが自動的に相手の真似をするから、不安のせいで腸が活発に動いている、と考えます。

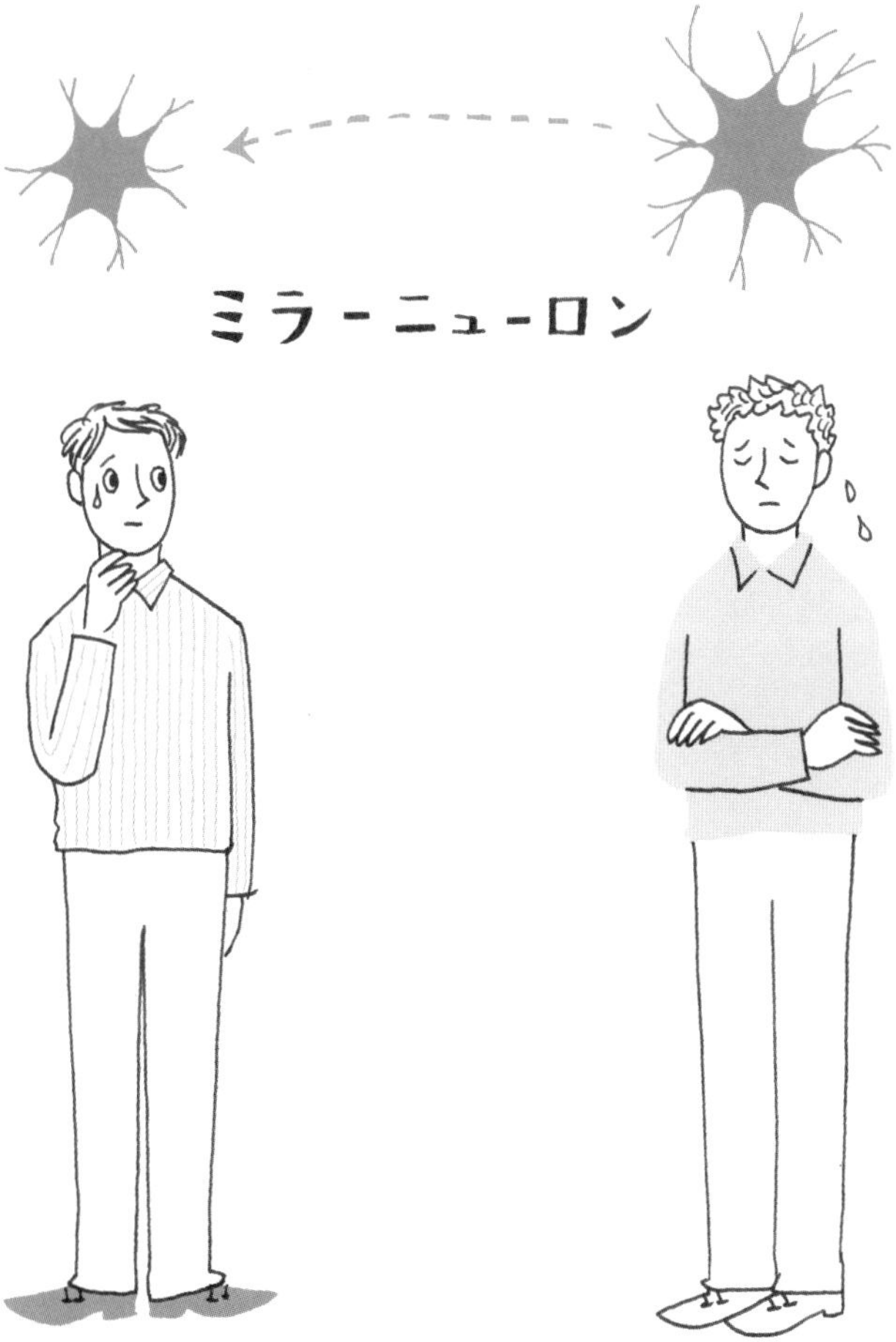


脳は近くにいる人の状態を真似する

それまで、私は原因不明の不調をよく起こしていたのですが、ミラーニューロンのせいと学んでからは、「あ！　これって相手の不快な感情の波を打ち消すことに使えるかも」と活用しはじめました。

人の話を聞くとき、ただ「ふん、ふん」とうなずくだけでなく、「内臓のどの部位が反応してくるかな？」と確かめてみると、「あ！　喉が苦しくなった！」とか「頭が痛くなった！」といった感覚に気づきます。その苦しさや痛みに注目しながら話を聞いていくと、相手の気持ちがリアルに伝わってきて、不快感の波が打ち消され、安心感を得ることができ、信頼関係を築けるとわかってきたんです。

さらに、この臓器反応をもっと簡単に受け取るために、「手の指先」に注目しました。古代中国の医学によると、人間の体には経絡《けいらく》というものがあって、足のつま先から内臓を通って脳、そして手の指先までつながっているそうです。そこで私は、手の指先で臓器反応を受け取ることができるのではないか、と考えたのです。

実際に試すうちに、内臓から指先まで伝わってくる反応によって「あ！　本人が気づいていない心の傷を見つけることができる」、しかも、複雑な感情を受け止めて共感できたら「不快感が消えた！」という興味深いことが起こると発見したんです。

## おためし　3分で相手とつながる呼吸合わせ

ミラーニューロンは、私たちが意識していないところで動いていますから「え？　そんなこと本当にあるの？」となってしまいます。生まれたときから自然に使っているので、その存在を認識しにくいのです。

ミラーニューロンには「相手と同じ動作をしたら活性化する」という性質があります。「呼吸のペースを真似する」だけでもミラーニューロンが活性化され、相手の感覚が手に取るように伝わってきます。

How to FAP

### 1　相手の肩をぼんやりと見てみる。

じっと注視したら肩の動きがわかりづらいので、ぼんやりと見てみます。すると、「あ！　息を吸うときに肩が上がり、息を吐くときに肩が下がる」とわかってきます。

## 2

**相手の呼吸に合わせて、自分の肩を動かす。**

肺活量には個人差があり、そっくり真似して同じペースで呼吸をしていたら息苦しくなってしまいます。ですから、呼吸に合わせて肩を動かすだけで大丈夫。

腰を軸にし、相手が息を吐いたら（肩が下がる）、自分の上半身を前に傾ける。そして相手が息を吸ったら（肩が上がる）、自分の上半身をもとの体勢に戻す。これを繰り返していきます。

## 3

**自分の体の感覚を確かめる。**

「あれ？　息苦しくなってきた！」とか「お腹が痛くなってきた！」という感覚が

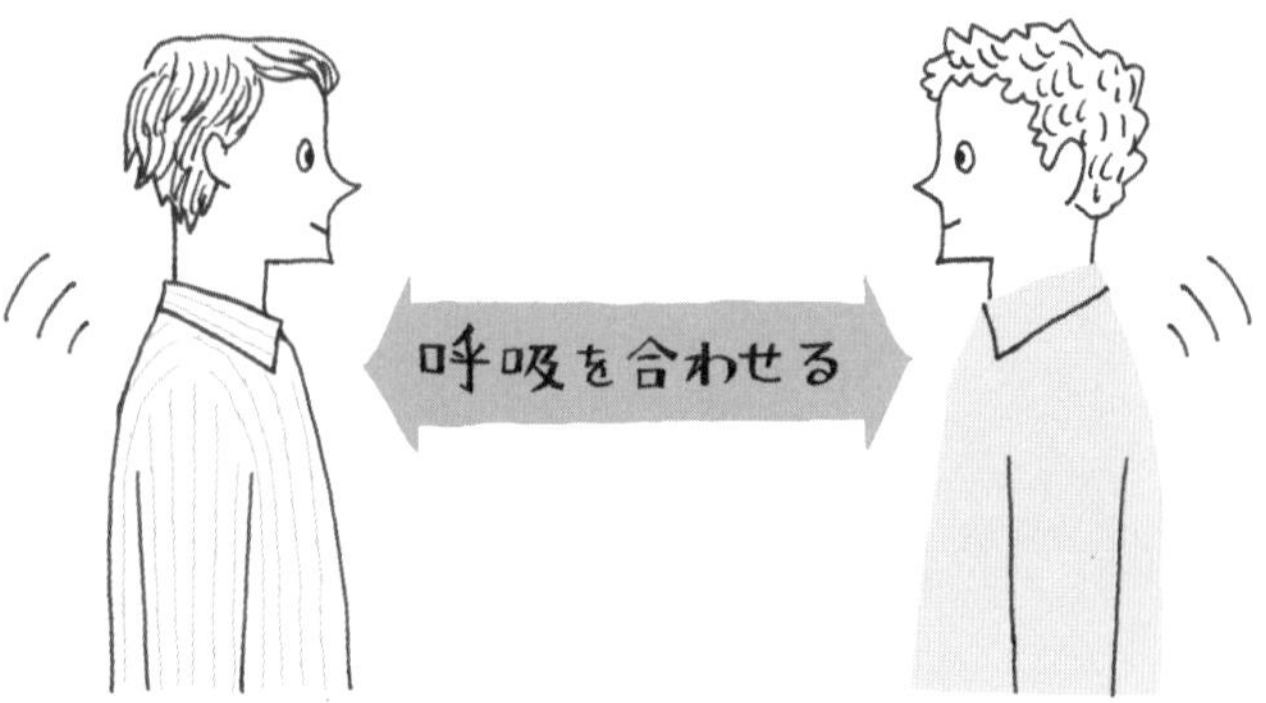

あったら、それはミラーニューロンが活性化され、相手から伝わってきたものです。

不快感が伝わってきても、「うわ！」と途中でやめたりしません。そのまま呼吸合わせを続け、相手と一緒に感じることで、不快感の波長が合い、お互いに打ち消しあい、「あー！　力が抜けて不快感が消えた」という瞬間がきます。それが、「共感によって安心感が訪れて、信頼感が構築できる状態になる」ということなのです。

私がミラーニューロンについて学びはじめた頃、電車のなかで、向かい側に座っている人の呼吸に注目してみる、という練習を毎日のようにやっていました。呼吸に合わせて肩を動かしていると、相手から不快感が伝わってきて、そして打ち消されたときに「あ！　相手が寝てしまった」となります。

ほかに職場や家庭などでも実験ができます。練習すればするほどミラーニューロンが活性化されるので、ぜひいろいろな場面で使ってみてください。

# 相手の「隠れた本音」を知る、かんたんな方法

**おためし　相手の本音に迫る！**

**ミラーニューロンで中指ビンゴ**

なかなか返事のない相手が、何を考えているのか知りたい。
相手と口論になって気まずいとき、向こうの気持ちを知りたい。
片思いの相手が、自分のことをどう思っているのか知りたい。
こういうとき、相手の本音を言葉によって聞き出すのは、至難のわざです。
質問するたびに、どんどん本心からかけ離れてしまうことがあります。

一方、ミラーニューロンは相手の脳を真似するので、うまく使えば「注目した相手の脳を真似して、相手の本音を知る」ということができちゃいます。

方法は簡単です。前述の「呼吸合わせでミラーニューロン活性化」よりもさらに簡単で、**片方の手をブラブラと振る**。これだけです。

ミラーニューロンの活動は、脳の前頭葉《ぜんとうよう》の運動性言語野《げんごや》、頭頂葉《とうちょうよう》の頭頂連合野、側頭葉《そくとうよう》の側頭連合野にまたがるネットワークに見られます。そこに隣接する部位が、指先の神経につながっています。

そこで、手をブラブラと振ることで、ミラーニューロンが活性化する。

その状態で相手に注目することで、ミラーニューロンが相手の脳を真似する。

こうして、相手の本音を確かめることができるんです。

ある女性は、気になっている男性の本音が知りたいと思っていました。男性は、その女性も参加する飲み会で卑猥《ひわい》な話をしたといいます。女性は「ふたりでいるときは素敵な人なのに、なんで、みんなの前だとそんな話をするの？　ほかの女性の気を引きたいの？」と嫉妬の気持ちがわいてきてしまいます。「彼は私のことをどうでもいいと思っているから、あんな話をするのかな？」と不安になってしまうんです。

そこで後日、女性は「ミラーニューロンで中指ビンゴ」を試してみました。

**1 片方の手をブラブラと振って、気になる相手のことを思い浮かべる。**

このとき、ミラーニューロンが活性化します。

**2 手をブラブラと振り続けながら、頭のなかで相手に質問してみる。**

この女性の場合、気になる男性に対して頭のなかで「あなたは私に嫉妬させようとしているの？」と質問してみます（直接、相手に問いかけても面白いけれどね！）。

そのとき、脳は男性の真似をしていますから「それが正解！」という場合は中指が反応します（指がしびれる、つっぱる、固まる、ピクッと曲がるなど）。

ですが、指の反応がなければ、それは「不正解」。ここでは反応がなかったので「嫉妬させようとしている」というわけではないみたい。

**3 指の反応が出るまで、頭のなかで別の質問をしていく。**

女性は、気になる男性に対して頭のなかで「あなたは、ほかの女性の気を引こうとしているの？」と質問してみますが、そこでも指は反応しません。

すると、頭のなかに「人がたくさんいると酔ってしまう」という言葉が浮かんできたので、「あなたは、人に酔っているの？」と質問してみると、「あ！指が曲がった！」ということで、それが男性の本音とわかります。

さらに、頭のなかに「人が大勢いると孤独を感じてしまう」という言葉が浮かんできて、そ

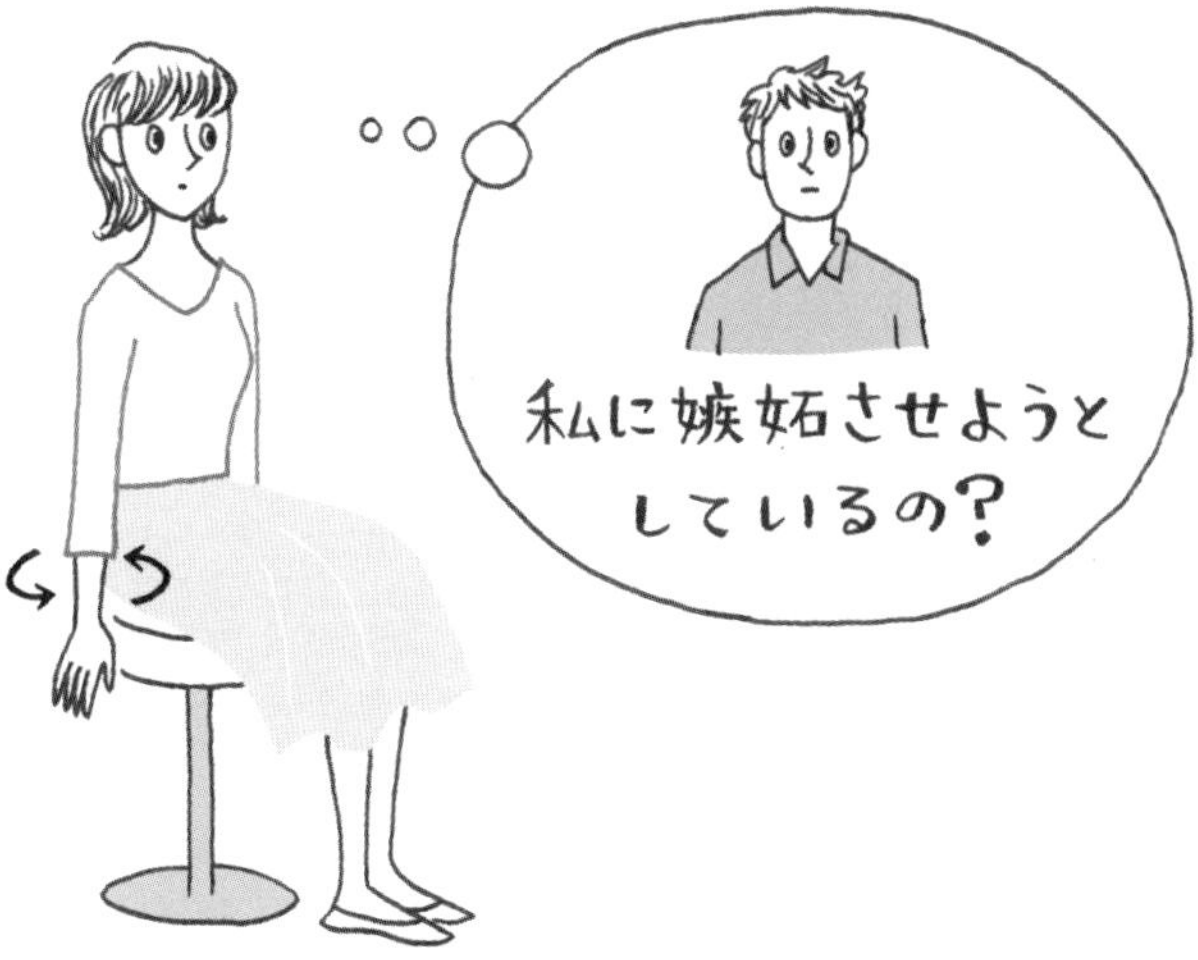

れを質問すると、また指が曲がって「正解！」と教えてくれます。

さらに「あなたは私を不快にさせていると自覚しているの？」と聞いたら反応がなく、「無自覚でやっているの？」と聞いたら指が反応したので、「あ！ 無自覚なんだ！」とわかってきます。

さらに、頭のなかに「卑猥な話をすれば人から好かれると思っている」という言葉が浮かんできて、それを質問したら指が反応するので「あ！ 卑猥な話をすれば人から好かれて孤独が解消される、というのが彼の本音なんだ！」とわかります。

こうして女性のなかで「なるほど！」と腑に落ちました。


相手の気持ちを勝手に予測して「私のことをどうでもいいと思っている」とか「嫉妬させようとしている」「ほかの人の気を引こうとしてる」と思い込んでしまったら、２章で紹介した「帰属のエラー」が起きている状態ですから、どんどん不快感が広がって気分が悪くなってしまいます。

でも、この「ミラーニューロンで中指ビンゴ」を使ってみると、**意外な答えが頭に**

**浮かんできて、相手の本音がわかり、帰属のエラーが解消される**のです。

もうひとつ例を挙げます。ある男性は、自分の出した企画を上司がことごとく却下し、採用してくれず、「上司は私に嫌がらせをしている」と思い込んでいました。

――自分に嫌がらせをして辞めさせて、別の部署から優秀な人材を引き抜いてこようと思っている。だから、自分の企画にことごとくダメ出しをして切り捨てて、自然に退職する方向に持っていこうとしている。――と考えて、会社に行くのが嫌になっていました。

そこで男性は、片方の手をブラブラと振りながら、上司に注目します。そして「上司は私に嫌がらせをしている」と思いながら手を振るのですが、「あれ？　指の反応が出ない」ということで「それは上司の本音ではない」とわかります。

念のため、「上司は私のことを嫌っている？」と確かめてみますが、それでも指の反応はありません。このとき、男性の頭のなかに「上司は私のことをなんとも思っていない」というイメージが浮かんできて、それを質問してみると、「あ！　指が曲がった。上司は私のことをなんとも思っていないんだ！」とわかってきます。

「だったら、なんで私の企画だけ不採用にするの？」という不満がわいてきますが、手をブラブラと振りながら、頭のなかで「私を嫌っているから不採用にするの？」と聞いても指の反応がありません。

続いて「企画が面白くないから？」と聞いたときに、「あれ？　指が微妙に反応した！」となるから「面白くない」が上司の本音に近いとわかります。頭のなかに「たくさん企画を出しているけど、どれもこれも内容は一緒だから」という言葉がわいてきて、それを質問すると、男性の中指がピクッと曲がります。

男性としては、企画書の書き方に問題があると思って、同じテーマを作りかえて提出していた。けれど、手を振りながら「あれ？　同じテーマだから上司は不採用にしていたの？」と思っていたら、指が曲がって「正解！」と教えてくれます。

「上司に嫌われている」という思い込みの状態から、「ミラーニューロンで中指ピンゴ」によって正解が引き出されて、上司の本音に触れさせてくれます。

そして、男性のなかで腑に落ちて、あれだけ嫌だった職場が心地よい場所へと変わり、上司との関係も変わっていきます。**帰属のエラーが作り出す悪夢の世界から簡単に出ることができ、現実の心地よい世界を確かめられる**ようになるんです。

## ◆思い込みの殻が外れていく

「なんであの人は、ほかの女性の前で猥談をするんだろう？」と相手の気持ちを想像して、「ほかの女性に興味があるから」とか「私のことをどうでもいいと思っている」という思い込みを作り出してしまうと、不快感が消えなくなってしまいます。

一方、「ミラーニューロンで中指ビンゴ」を試して、じつは「卑猥な話をすれば人から好かれて孤独が解消される」が彼の本音なのだとわかると、「なるほどね！」と腑に落ちて不快感から解放されます。

今度は、女性自身の気持ちの変化に注目してみます。

女性は当初、「私は嫉妬している」と思い込んでいましたが、このままでは、どうしてもモヤモヤとした不快感が解消されません。

誰しも「自分のことは自分がいちばんよくわかっている」つもりなのですが、実際はそうでない場合が多いのです。人と話したら「あ！　私ってこんなことを思っていたんだ！」と意外なことが出てくる、というのはよくあること。

それと同じく「私は嫉妬している」と自分でわかりきっているつもりでも、じつは「世間的な常識から見て、好きな男性がほかの女性の前で猥談をしたら嫉妬するのは当たり前」と決めつけているだけで本心は別、という場合があるんです。

そこで1章の「中指ビンゴ」を使って、**自分ひとりでは気づけないような本心**を探っていきます。

手をブラブラと振りながら、頭のなかで「私は彼やその場にいた女性に嫉妬している？」と自分に質問してみると、「あれ？　指の反応が出ない！」ということで「ハズレ」とわかります。そこで「私は嫉妬をしていない」と逆の質問をして確かめると「あ！　中指が曲がった！　じつは嫉妬はしていないというのが正解なんだ」とわかります。この女性の場合、「世間的な常識」とは違う感じ方をしていたわけです。

手をブラブラと振りながら、頭のなかで「私は何を感じているのかな？」と探っていくと、「あ！　私に対する彼の気持ちが知りたいんだ！」と浮かんできて、自分の本音が見えてきます。

さらに「どういうふうに知りたいの？」「遠回しに聞きたい？」「そうじゃなくて、率直に聞きたい？」などと次々に質問していくと、中指が反応して「それが本音」と示してくれます。

さらに「率直にどうやって聞くの？」「メール？」「じゃなくて手紙で聞きたい？」「便箋に書く？」「じゃなくて原稿用紙に書く？」と調べていくと、最後には「花びらが散る……などという隠喩《いんゆ》は使わないで、彼の気持ちが知りたいという自分の正直な気持ちを原稿用紙に書く」というのが本心だとわかりました。

このときに女性は「あ！　自分の嫉妬のせいでモヤモヤしていたんじゃなかった！」とわかります。自分の気持ちを「嫉妬」だと決めつけている間は、いつまでも不快感があったのですが、中指ビンゴで本音がわかると、「なーんだ！　そういうことだったんだ！」と気持ちがスッキリしたんです。

「上司は私に嫌がらせしている」と苦しんでいた男性も、今度は中指ビンゴで自分自身の本音を探ってみることにしました。

男性は当初、「理不尽な上司に対して怒っている」とか「上司にははっきり物を言えなくて怯《おび》えている」というのが自分の本音だと思っていました。

そこで手をブラブラと振りながら、頭のなかで「上司に対して怒っているの？」と確かめてみます。すると「あれ？　指が反応しない」となって、びっくり。「上司に対して怒っていない？」と逆の質問をしてみると、「あ！　中指が反応した。じつは怒っていないいんだ！」とわかります。

　また、「上司に対して怯えている？」と聞いても指の反応がありません。そして手を振っていると、頭のなかに「上司のことをなんとも思っていない」と浮かんできて、それを質問すると「あ！　中指の反応が出た！」。さらに「もしかして、上司のことは眼中にない？」と、とんでもないことを質問してみますが、中指が反応して、それが自分の本音だとわかるんです。

「でも、眼中にないんだったら、どうしてあんなに上司のことが気になっていたの？」と疑問に思います。「同僚にあおられた？」と聞くと指の反応があり、「あ！あれか！」と過去のできごとを思い出します。

　上司から企画を不採用にされたとき、同僚から「なんでお前の企画をいつも上司は却下するんだろうな？」と言われて、それ以来、「上司のやつめ！　ムカつく！」となったのです。自分は気にしちゃいなかったけど、同僚にあおられて、上司に対して怒りの感情を持たされていたとわかりました。

「上司のことを理不尽だと思っている」「怒っている」「怯えている」というのは本音ではないから、いつまでも不快感が消えなかったのです。中指ビンゴで自分の本音を探って「なるほど！」と腑に落ちたことで、不快感から解放されたのでした。

## ◆呼吸合わせ&中指ビンゴの活用法——最初は気楽に電車内で…

**電車内で**

中指ビンゴは「よく知らない相手」に対しても使えます。

たとえば、電車内で近くに座っている女性に注目し、相手の呼吸に合わせながら片手をブラブラと振って、「この人は何を考えているのかな？」と思って指の反応を見ると、「あ！　仕事のことを考えているんだ！」とわかってきます。

「仕事のどんなことを考えているんだろう？」「職場の待遇について考えている」というところで指の反応があり「なるほど！」となります。

そうして電車などの公共の場でも中指ビンゴを試していくと、周りにいる人たちを身近に感じることができるようになり、苦痛だった通勤時間が楽しくなったりします。

電車内での緊張感が軽くなって楽しくなることから、「人は、相手の本音がわからないと怒りや恐怖がわいて緊張感が高まってしまう」ということも見えてきます。

そうだとしたら、一緒にいたら怒りがわいてきてしまう部下や同僚、そして友人や家族にも使えるかもしれません。

### 職場で

たとえば、口のききかたを知らない後輩に対して「ムカつく！」というケース。「あの子は私のことをバカにしているのかもしれない」と思い、中指ビンゴで探ってみます。

相手の呼吸に合わせて手をブラブラと振りながら、「あの子は私のことをバカにしている？」と聞いても、「なんとも思っていない？」と聞いても、指の反応が出ません。「私のことを尊敬している？」と聞いたら指の反応が出るので「本当かな？」と疑問に思い、「だったら、なんであんなふてくされた態度になるの？」と質問していくと、「常識がないから？」「社会性がないから？」では反応がなく、そのうちに「私のことを尊敬して怖がっているからあんな態度になる」というイメージが浮かんできて、それを質問すると「ビンゴ！」で後輩の本音がわかります。

相手の気持ちを勝手に予測して「私はバカにされている！」と決めつけていたときは、どんどん怒りと苦痛が増しましたが、中指ビンゴによって「尊敬して怖がっている」という本音が導き出されたときに「なるほど！」と怒りや苦痛が消えて、職場に行くのがおっくうじゃなくなるんです。

### 家庭で

「嫁の失礼な態度が気になって、眠れなくなってしまう」という女性のケースでも、中指ビンゴが役に立ちます。

「私のことをいいように利用している？」「口うるさいババアだと思っている？」という質問では「あれ？　指が反応しない」。そこで嫁の呼吸に注目しながら手を振っていると「あ！　息子の関心が私に向いているのが許せないんだ！」というイメージがわいてきて中指の反応が出ます。「え？　あの子のほうが若くて、私よりもきれいなのに私に嫉妬しているの？」と疑問がわきますが、やっぱり中指の反応が出て、びっくり。それからは嫁の失礼な態度は気にならず「まあ、息子が私のことを好きだからしょうがないわよね」と温かい目で見られるようになり、すると、嫁の態度も変わってくるから不思議です。

一方、嫁の側からも見ていくと、「姑の嫌みな態度やこまかい口出しが嫌で、顔も見たくない！」と思って、その理由を「姑が、息子を取られて嫉妬しているから」と予測します。

まず、中指ビンゴで確かめてみると、「姑は私に対して嫉妬している？」と聞いても、「私に対してライバル心を燃やしている？」と聞いても、指の反応がありません。そこで、姑の呼吸に注目しながら手を振っていると「価値がなくて捨てられる恐怖」という言葉が浮かんできて、中指の反応が出てびっくり。「だから、なんだかんだと口を出してきて自分の存在をアピールしているのね」とわかってホッとします。

姑の本音がわかったら、会話が苦痛じゃなくなり、「あれ？ けっこうラクに付き合えるかも！」となるから不思議。こうして中指ビンゴによって、本来の楽しい人間関係を築けるようになるんです。

そんなことを試してみると、いろんな可能性が見えてきます。「片思いの相手の本音は？」と考えてしまうと「好きでいてくれるかもしれない？」という期待と「なんとも思っていないかも？」という不安を行ったり来たりして苦しくなります。

そこで中指ビンゴの出番です。手をブラブラと振りながら「私のことを好き？」「私のことをどうでもいいと思っている？」と聞いても指の反応が出ないので、「あれ？　どっちも違うんだ！」とちょっと意外な展開になります。

そこで、片思いの相手の呼吸に注目しながら「相手の本音は？」と手を振っていると「私が彼のことをどう思っているのか知りたい」というイメージが浮かんできて、中指の反応が出ます。「あ！　たしかに、私が彼に興味があると言ってもないのに、好きも嫌いもないか！」と納得するわけです。

そして今度は自分自身の本音が知りたくなってきます。

こうして周りの人や自分自身の本音を知ることで、**さまざまな人間関係がスムーズになり、余計な心配から解放されて、そのぶん、自分の楽しい時間に使うことができるようになる**のが、中指ビンゴの面白いところなんです。

Column

# FAPセミナーでよくある質問とその回答②

**Q 手をブラブラと振っても、指の反応がよくわかりません。**

A 中指ビンゴを実施する際のコツは、「まじめにやらないこと」です。「完璧にできているか」ではなく「自分が楽しいかどうか」を基準にしてください。子どもが新しいおもちゃで遊んでいるイメージで、遊び半分で手をブラブラと振るのです。興味本位でばかばかしい質問を投げかけてみると、どんどん面白い反応がやってきます。「ほかの人のようにうまく反応しない」「私は鈍感だから、指の反応がわからない」としたら、ほぼ自己暗示です。他者は意識せず、気軽に試してみてください。

**Q 指の反応が早くわかるようになる秘訣は？**

A とにかく「なんでも手をブラブラと振って決める」を習慣化することです。質問に答えるとき、何かを買うとき、今日の食事を決めるとき、行き先を決めるときなど、なんでも手を振ってみてください。筋トレと同様、やってみることが大事です。

# 4章

# しつこい悩みも15分で消えていく！
# 実践FAP

# FAP療法の特徴

## ◆複雑な感情の統合が可能になる

ここまでにお話ししたことをふまえて、FAP療法の仕組みを簡単にあらわすと、左の図のようになります。この療法の大きな特長は、「**単純でない、複雑にからみあった感情を、一度で把握できる**」ということ。

たとえば、交通事故の記憶が「心の傷」になっている人が、どんな感情を抱いているかというと、単に「怖かった」だけでは言い足りません。そこにあるのは、「**怒り**＋**悲しみ**＋**後悔**＋**憎しみ**＋**恨み**」といった複数の感情が組み合わさっているものだからです。

私（大嶋）自身が交通事故を起こしたエピソード（2章参照）を誰かに話したとき、

## FAP療法の仕組みを簡単にいうと…

1 自分（カウンセラー）と相手（クライエント）は脳のネットワークでつながっている。

2 また、自分の脳と内臓はつながっている。
そのため、クライエントの抱えた感情が原因で、カウンセラーに不調が出ることがある。
例：不安・ストレス → 下痢

3 内臓とつながっている「指先」にも反応が出る。
例：不安・ストレス → 薬指

4 指先の反応から「クライエントの感情」を把握する。
それにより、クライエントの複雑な感情が統合される。

5 クライエントが「どうでもいいか」と思えるようになり、短期間で解放されていく。

「大変だったでしょー」と言われて「たしかに大変だったよな」となります。でも、ちっとも私の大変さなんかわかってもらえていない、と怒っていました。なぜなら、自分でも把握しきれない複雑な感情が、心の傷となって、そこに残っていたから。

その複雑な感情とは、「いつも遅刻ギリギリなのに学習しないから、事故を起こした」とか「どうしてあの場所で思いとどまらなくて、車を追い越そうとしたんだろう？」という、ダメな自分に対する**自責感**と**後悔**、そして**怒り**などが混ざっています。

そして、あの事故直後の「ほかの人を巻き込んで傷つけていないか？」という**恐怖**が私のなかにあって「自分が命を落とすことよりも恐怖だった」という感情もあります。

そして、「お金でさんざん苦労した親からお金をいただき、そのお金で購入した車を壊してしまった」という**罪悪感**と**喪失感**。「せっかくこれまで頑張ってきたのに、この事故ですべてを失ってしまう」という**恐怖**は、「人を傷つけたかもしれない」という恐怖とはまた違う種類のものです。

そして、病院で出血が激しくて震えが止まらず「死ぬかもしれない」と思いながら検査室に長時間放置されたときの**孤独感**と、放置した医者に対する**怒り**。

さらには、友達や先生たちにどう話したらいいのか？　という**不安感**や**見捨てられ不安**なども複雑にからんできます。

このような心の傷の治療で難しいのは、相手から「事故は怖かったでしょ」と言われても「自分のことがわかってもらえていない！」と**怒り**を感じてしまうこと。「怖かったでしょ」と言われると、事故当時の**後悔**や**罪悪感**が浮き出てきてしまうから。

それでいて「悔しかったでしょ」とか「事故を起こした罪悪感はものすごくつらかったでしょ」と言われても「わかってもらえていない！」となってしまうのは、「みんなからあきれられる」という**見捨て**

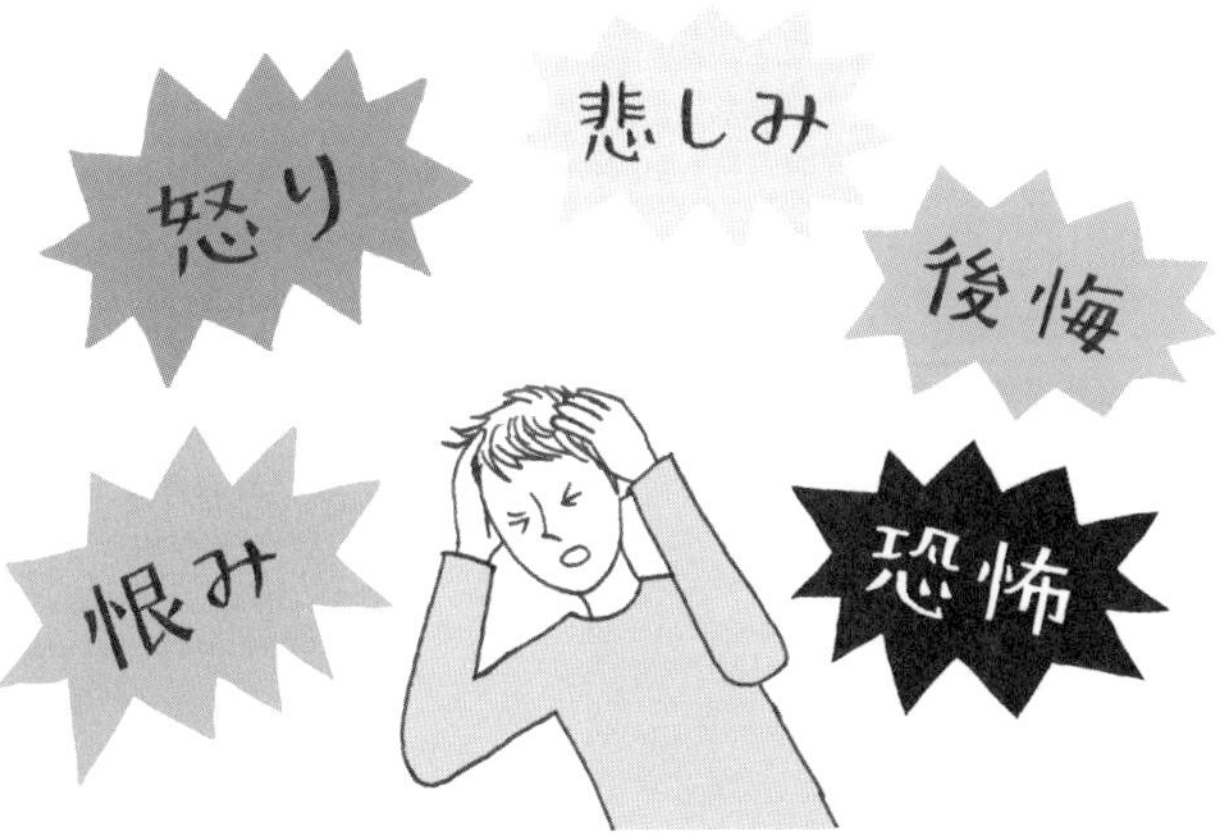


「誰もわかってくれない！」と、さまざまな感情が暴れだす

**られ不安**がクローズアップされてしまうから。

心の傷の場合、いくつかの感情が複雑にからみあっているので、どれかひとつだけを取り上げると、その他の感情が「自分をわかってくれない！」と暴れだして処理できなくなります。ですから、いつまでも終わらない「もぐらたたき」のような感覚になってしまうんです。

心の傷を治療するカウンセラーは、これらすべての感情を想定したうえで、複雑にからみあった感情をひも解きながら、クライエントと同じ気持ちになる必要があります。

心の傷があるということは、**状況記憶**が感情記憶と結びつかず、バラバラになってしまって、記憶がきちんと整理されていない状態です（2章に出てきた、交通事故やクレーム事件のエピソードでいう「記憶」は、この状況記憶のこと）。

そこでカウンセラーは、相手の話を聞いて、複雑な感情を一度に引き出し、記憶を整理させる必要があるのですが、それはものすごく困難なことであり、経験や技術が問われます。

ところが、人の脳内にミラーニューロンが存在するのなら、「複雑な感情を一度に引き出すこと」が、誰でも可能になります。なぜなら、相手が事故当時のことを思い出そうとすると、ミラーニューロンを通じて、当時の感情が治療者に伝わってくるから。その感情に合わせて、治療者の内臓も反応します。**怒り**だったら**胃**に反応があり（胃痛がするなど）、**不安**だったら**腸**が活発になり、**パニック**だったら**肺**に圧迫感があったり、という具合です。

そして、その内臓の経絡《けいらく》は手の指先1本1本とつながっていて、たとえば心臓に反応があると**中指**に、肺に反応があると**人差し指**に、また反応が出ます。

2章のコラムで少し触れましたが、こうしてFAP療法を体系化していくなかで、「心的外傷には、いくつかの指のパターンがある」ということが見えてきました。

そして、**それまで解決できなかった複雑な感情も、押さえる指の順番を変えることで統合できる**とわかって、複雑な感情を特定し、整理していく手順が見えてきました。

指を刺激することで内臓が反応して「私は事故のとき、**怒り**と**不安**と**後悔**を感じていたんだ」とわかり、状況記憶と複雑な感情が統合され、記憶のボックスへと整理されていきます。

記憶が整理されると、それまで突然襲ってきていた**フラッシュバック**（トラウマ体験時の後悔や怒り、恐怖などが、後になって突然かつ非常に鮮明に襲ってきたり、夢で見たりする現象のこと。体がふるえたり、呼吸が苦しくなったりする）がなくなります。

わけもわからず突然、惨《みじ》めな気持ちになったこと、お金を無駄にしてしまった罪悪感がわいたことなども、すべて心の傷が原因だった、とわかるようになります。

さらに、記憶が統合されると、「それまで車の運転をなんとなく避けていたけれど、心の傷が影響していたんだ」と認められるようになり、車に関する悪夢も見なくなります。わけのわからない緊張感や不自由な感覚から解放され、自由に生きられるようになるんです。

## ◆治療者の「主観」が入らない

治療者が相手の話を聞くとき、「**主観**」が入ると、相手が抱えている本当の感情を把握するのが難しくなります。

たとえば、相手が「交通事故を起こしました」と言ったとき、聞き手が自分の過去の経験や知識をもとに「この方は、怖い思いをしている」とか「悔しさがある」などの予測を立てます。それが「主観」です。

主観とは、簡単に言ってしまえば、「相手を色眼鏡で見てしまう」ということ。「いや、私はプロであり、客観的に見る訓練は受けています」と言っても、やっぱり自分が経験してきたこと、見聞きしてきたことに影響されながら相手の話を聞いてしまいがちです。

私の恥ずかしい話ですが、ある男性と仕事関係の会食をしたときのこと。その男性は、よれよれのフランネルシャツを着ていて、痩せこけて髪はぼさぼさで無口な人だったので、私は「もっと女性とデートをしたほうがいいですよ！」とまじめにアドバイスをしてしまいました。

そしたら、同僚から腕をつかまれて「おい！　この先生は、有名な病院の院長で、結婚していて、お子さんが三人もいらっしゃるんだぞ！」と言われて、私はあまりの恥ずかしさに顔を真っ赤にした覚えがあります。

それまで、同じタイプの男性を見たら「結婚なんかしているわけがない」とか「女性と付き合ったこともないだろう」と主観的な判断をしていました。

これって極端な例ですが、私たちは人に会うと、何らかの主観的な判断をしているんです。それが、カウンセラーとして相手の話を聞いて感情を引き出すときは邪魔になります。

一方、ＦＡＰの手法で話を聞くときは、「指の反応を見るだけ」なので、自分の頭のなかでいくら主観的な判断が働いても関係ありません。

ある方が「電車に乗るのが怖いんです！」とおっしゃっていて、それを聞いた私は「気の弱そうな女性だから、**対人恐怖**があるんだろうな」と頭のなかで主観的な判断をしてしまいます。

ところが、女性に「電車に乗るのが怖い！」と思ってもらいながら、私が手をブラブラと振って指の反応を確かめると、「え？　**怒り**の部位が反応している！」となってびっくり。「あれ？　『電車に乗るとムカつく！』という反応が指に出ているんだけど、そうなの？」と女性に聞いてみると、「え？　なんでわかったんですか？」と意外そうな顔をされます。

「じつは、電車のなかで男性からじろじろ見られるのが、ものすごくムカつく！　それで電車に乗るのが嫌だったんです」と話してくださいました。この女性に対する「気が弱くて人が怖い」という私の主観は見事に外れ、本当は**怒り**に満ち満ちていたことがわかりました。そして女性が「あ！　私はものすごく怒っている」と気づいただけで、「電車に乗るのが以前ほど苦痛じゃなくなった！」となっていきます。

　これを聞いて私は、「最初から正直に話してよ！」と思ったのですが、過去のできごとが心の傷になると、状況記憶と感情がバラバラになってしまうから、ご本人も「怒っている」と気づいていなかったんです。

「あ！　怒りの部位が反応している！」と自覚すると、それが女性の脳に**フィードバック**されます（フィードバックとは、情報がもとに返されること。ここでは、体で感じた情報が、怒りという感情として脳に返される）。

　そして、状況記憶（電車に乗ったとき）と感情（ものすごい**怒り**）が統合され、記憶のボックスにしまわれて、**怖い**という感情が暴れなくなるんです。

　あるお母さんが「息子の将来が心配なんです」とおっしゃっていたとき、私は「まあ、長年引きこもっているから、心配になって当然だよな」と思って、それを確かめるために手をブラブラと振ります。

すると、**憎しみ、恨み**の反応が出て「あれ？　不安と言っているのに、なんで憎しみの感情が出てくるの？」と不思議に思い、お母さんに聞いてみると「ハッ！」という顔をされます。

お母さんは「家のこと、子どものことをいっさい、私にまかせっきりで、私の人生を無駄にさせてしまった夫への恨みかも」とお話しになります。

「夫がまったく話を聞いてくれないので、夫に向けるはずの憎しみを知らぬまに子どもにぶつけていて、旦那と姑への見せしめとして子どもを引きこもりにしてしまったかも」と話してくださいます。

「姑にいじめられ、精神的な苦痛で流産してしまったときも夫がまったく話を聞いてくれなくて、ものすごくつらい思いをしてしまった。そのときの恨みかも」と。

そしてお母さんは「自分が不安になればなるほど子どもが動けなくなることはわかっていたんです」と息子への心配をやめてしまいました。すると、それまでほとんど外出しなかった息子が、外へ出るようになりました。

流産したときの感情記憶（憎しみ、恨み）がバラバラになって、息子にぶつけてしまっていた。それがＦＡＰ療法によってお母さんにフィードバックされたとき、状況記憶と感情が統合され、記憶のボックスにしまわれた。それで憎しみと恨みが息子に向かわなくなり、息子が自由になれたんです。

頭のなかでは主観的な判断が働きますが、ＦＡＰ療法では「頭で考えていた予測とは違う反応が出た！」ということが起きて、**固着**してしまっていた感情が解き放たれていきます（固着とは、精神分析の用語で、発達するはずのものがある段階で頑固にとどまっている状態のこと）。

たぶん、これをカウンセラーが「お話を聞くだけ」でおこなおうとしたら、ものすごい時間がかかってしまうし、相当のトレーニングを受けていないと、同じ結果を出すのは難しくなります。

でも、**ＦＡＰではいつでも、どこでも、誰がやっても、ミラーニューロンを使って相手の「隠れた感情」を指先で受け止めることができ、バラバラになった感情を統合できる**のです。

## 3ステップで実践！　本格ＦＡＰ

ここでＦＡＰの基本的な3つのステップを実践してみましょう。

練習相手になってくれる人（患者さん役）を探して、2人で実践するのがお勧めです。

もしくは、頭のなかで「あの人」と誰かを思い浮かべて、練習台になってもらうのでも大丈夫です。

治療法を習得して慣れなければ効果を出せない、ということが一切ないのがＦＡＰ。初心者であっても、誰に対して使っても、同じ効果が得られるようにデザインしてありますから、楽しみながら実践できます。

## 最短15分でできるFAP実践プログラム

**ウォーミングアップ**
5分
呼吸合わせで
脳と脳をつなげる

↓

**ステップ①**
2〜3分
中指ビンゴで
「気になること」を特定する

↓

**ステップ②**
2〜3分
パターン検索で
「気になること」への
負の感情を特定する

↓

**ステップ③**
5〜10分
指押しで
負の感情を取り除く

↓

**クールダウン**
10秒
ゆっくりと意識移動で
記憶を整える

## ウォーミングアップ 5分

### 呼吸合わせで脳と脳をつなげる

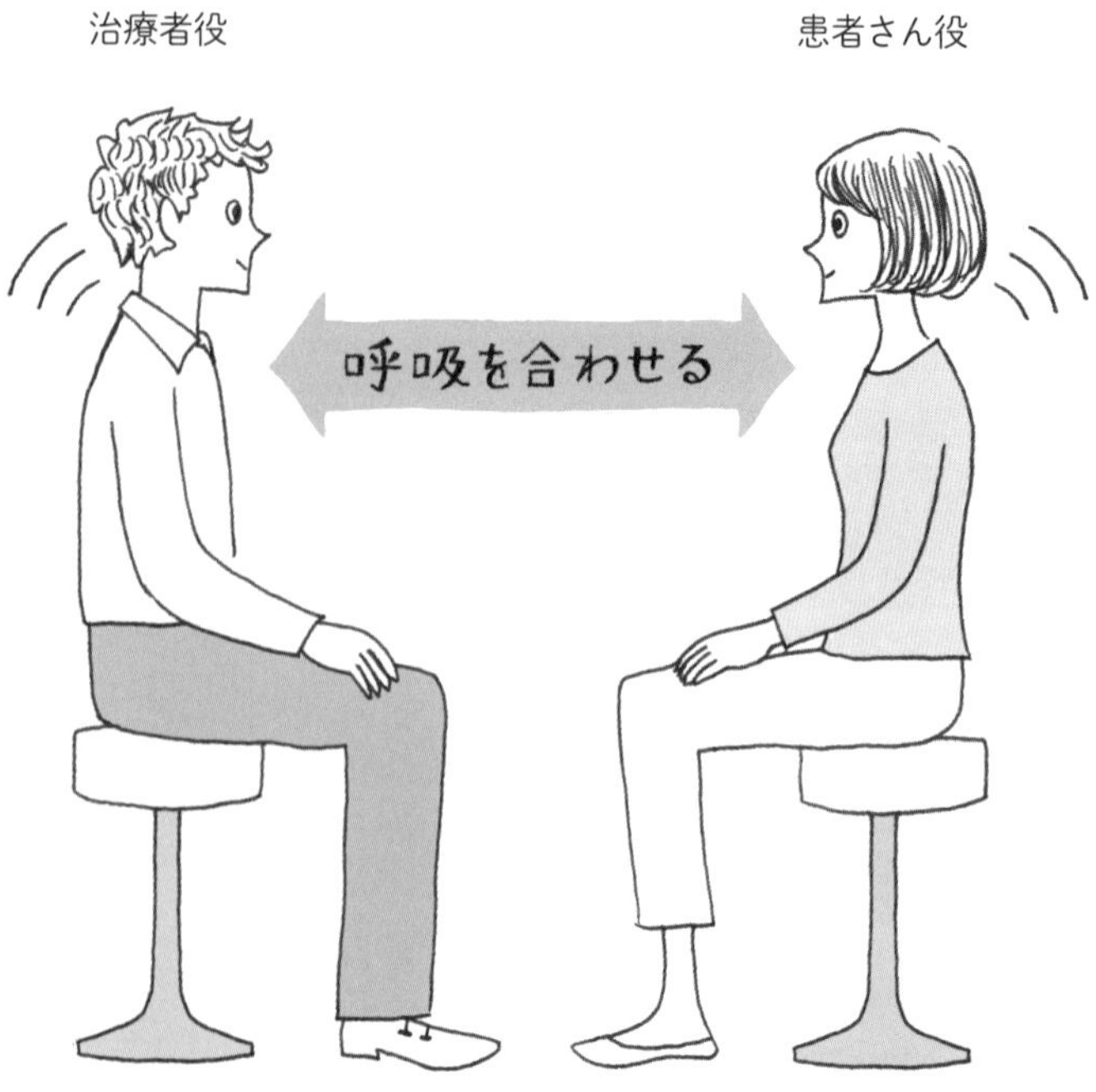


＊なお、FAP 用語では、呼吸合わせのことを「チューニング」といいます。

まずは、相手が抱いている感情を受け取るために、3章で紹介した「呼吸合わせ」をして脳と脳をつなげます。

脳のネットワークをつなげるミラーニューロンは「相手の真似をすればするほど活性化される」という性質があります。**「相手と呼吸を合わせよう」という気持ちだけで十分**です。「うまく呼吸を合わせられない」「そっくり真似できない」と思う必要は一切ありません。

頭のなかで「あの人」を思い浮かべておこなう場合も、イメージのなかで「呼吸を合わせよう」という気持ちになるだけで十分です。「あ！　相手の呼吸がちょっと落ち着いてきた」となったら次のステップに進みます。

必ずしも実際に呼吸を落ち着かせる必要はなくて「もういいかな」と思ったら、ウォーミングアップは完了です。

## ステップ① 2〜3分

### 中指ビンゴで「気になること」を特定する

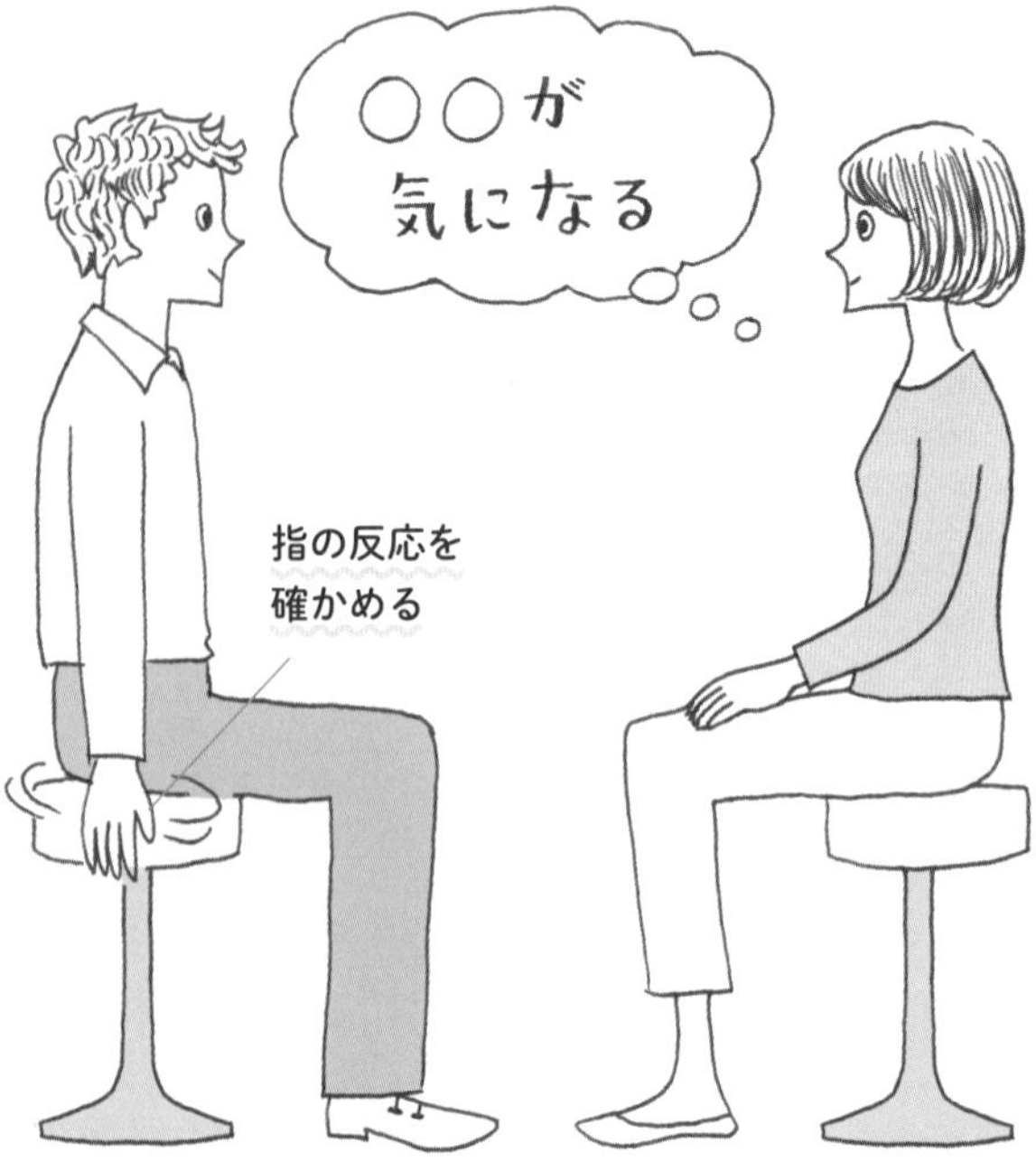


＊ FAP 用語では、気になる対象がある状態を「精神生理固着」といい、中指ビンゴで気になる対象を特定することを「精神生理固着を同定する」または「固着チェック」といいます。

相手に「気になること」をイメージしてもらいながら、1章で紹介した「中指ビンゴ」で、自分の指の反応を確かめます（反応例は、指がしびれる、つっぱる、固まる、ピクッと曲がるなど）。

このとき、指の反応だけを信じます。

アメリカの医療ドラマで「患者は嘘をつく」という、私の大好きなセリフがありますが、相手の発言でなく、指の反応だけを頼りにするのです。相手が「○○が気になる」と言っても「指の反応が出なければ嘘！」となりますから、「ほかに気になることはありますか？」と質問して探っていきます。

ここで「気になること」を特定できたら、ステップ②へ進みます。

頭のなかで「あの人」を思い浮かべておこなう場合は「あの人が気になっていること」をイメージしながら手を振ると、ミラーニューロンが活性化されて「あ！あの人、こんなことが気になっていたんだ！」と浮かんできます。

中指ビンゴの反応が出たら、「そうなんだ！」と相手のことを以前よりも深く知ることのできた感覚になります。

## ステップ② 2〜3分

### パターン検索で「気になること」への負の感情を特定する

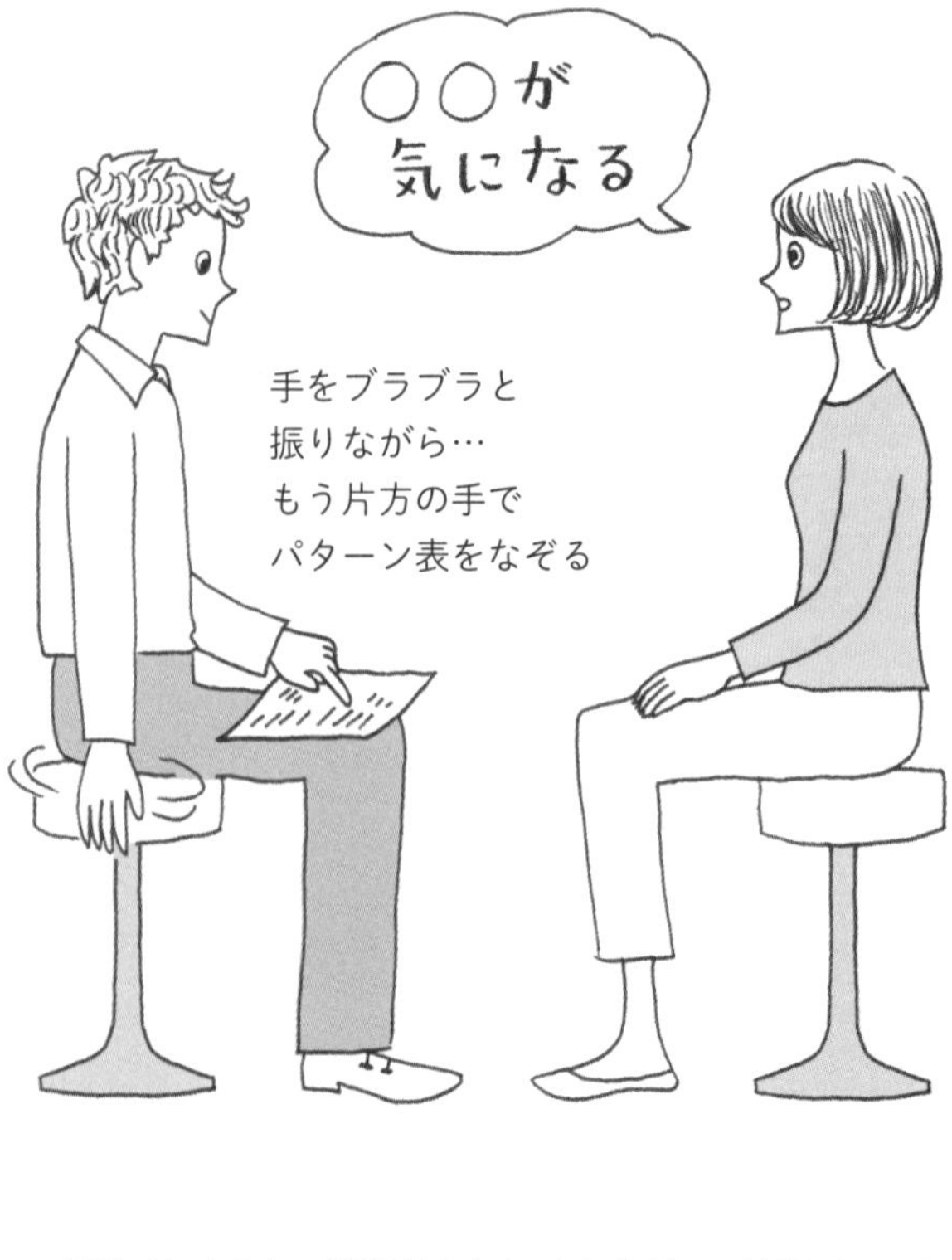


＊ FAP 用語では、トラウマ感情を特定することを「パターン検索」といいます。

ステップ①で相手の「気になること」が特定できたら、相手に「○○が気になる」と声に出していってもらいます。すると、相手の**トラウマ感情**によって脳と内臓が反応します（1章でいう〝実際の本音〟は、このトラウマ感情のこと）。

相手に注目しつつ、自分は手をブラブラと振りながら、もう片方の手で、**パターン表**（P138～139）の数字をなぞり（上から順に1番から11番まで指でさしていく）、「この人のトラウマ感情はどれかな？」と確認していきます。

中指ビンゴの反応が出たら、相手が「気になること」に抱いているトラウマ感情が特定できます。たとえば「5」をさしているときに中指ビンゴの反応が出たら、相手が抱いているトラウマ感情は、**心的外傷（シンプルなトラウマ）**であるとわかります。ここでトラウマ感情を特定できたら、ステップ③へ進みます。

頭のなかで「あの人」を思い浮かべておこなう場合も同じですが、「あの人の○○が気になる」とイメージしながら手をブラブラと振り、上から順に指をさし、中指ビンゴの反応が出るポイントを探していきます。

## ステップ③ 5〜10分

### 指押しで負の感情を取り除く

点数化 ▶ 指押し ▶ 意識移動 ▶ 指押し ▶ 点数化
（下図）

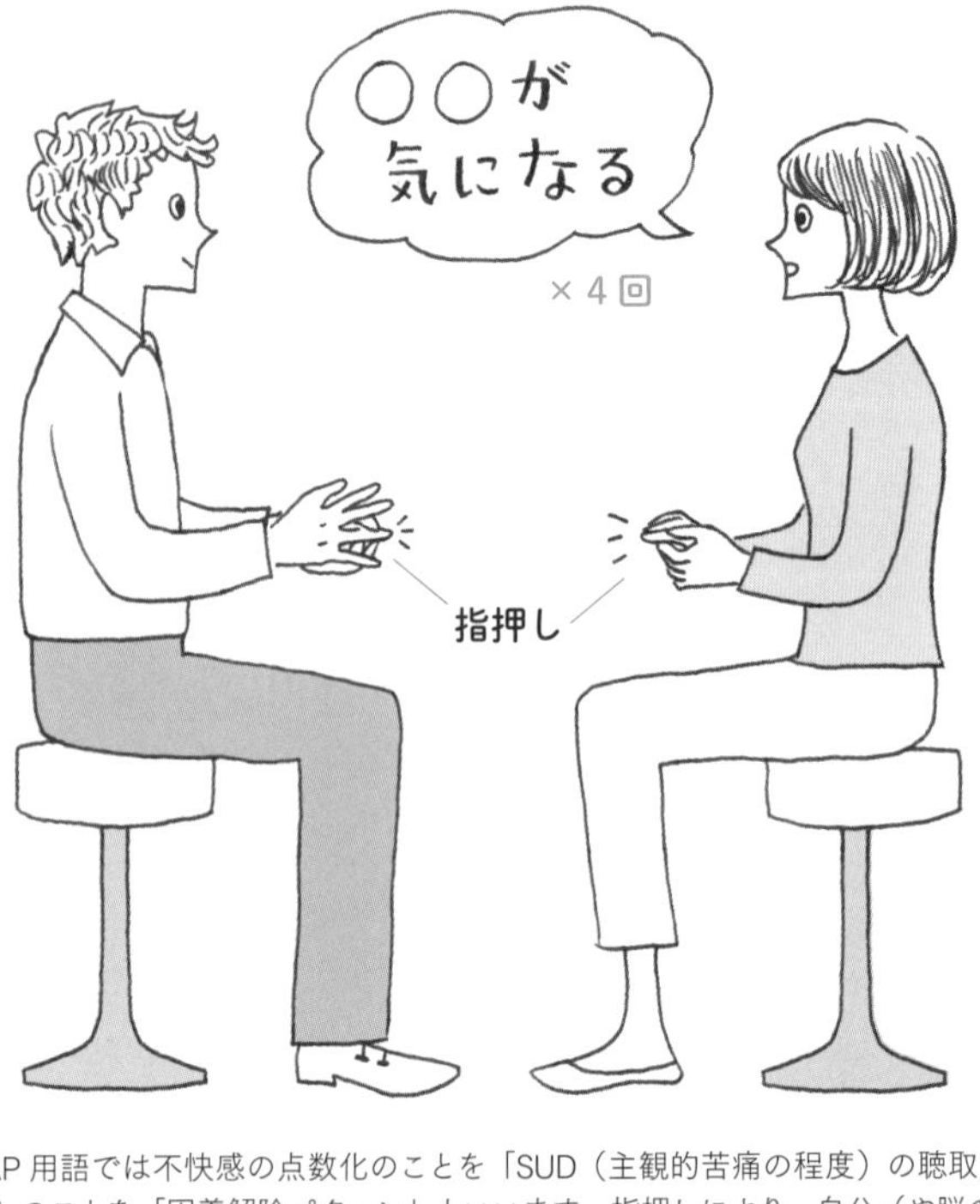


＊ FAP用語では不快感の点数化のことを「SUD（主観的苦痛の程度）の聴取」、指押しのことを「固着解除パターン」といいます。指押しにより、自分（や脳のネットワークでつながった相手）の内臓を刺激しています。

### ▼つらさの程度を点数化する

相手にもう一度「○○が気になる」と思ってもらったうえで、「0が『なんともない』、10が『めちゃくちゃ気になる』としたら、今は何点？」と質問し、点数をつけてもらいます。

頭のなかで「あの人」を思い浮かべておこなう場合は、「あの人の、○○が気になる点数」とイメージしながら手をブラブラと振って、頭のなかで「0、1、2、3……」と数えながら確かめていき、中指ビンゴの反応が出る点数を調べます。

### ▼「○○が気になる」と声に出しながら、指押し

点数がわかったら、相手に「○○が気になる」と声に出して4回唱えてもらいながら、自身の手の指を数秒間ずつ押さえてもらいます（指押しの順番はパターン表を参照します）。このとき、治療者も一緒に、自分の指を押さえます。

たとえばステップ②で特定したトラウマ感情が**心的外傷（シンプルなトラウマ）**の場合には、**中指**→**薬指**→**小指**の順に指を押さえます。

頭のなかで「あの人」を思い浮かべておこなう場合は、「あの人」をイメージして「○○が気になる」と4回唱えながら指を押さえます。

### ▼意識を左右に移動

指押しのあと、「右、左、右、左……」と声に出して言い、相手の意識を左右に移動させます（相手に、視線はまっすぐにしたまま、意識だけを左右に5往復、移動してもらう。「右、左、右、左……」という声を聞くだけで意識は自動的に左右移動しているので大丈夫です）。

頭のなかで「あの人」を思い浮かべて

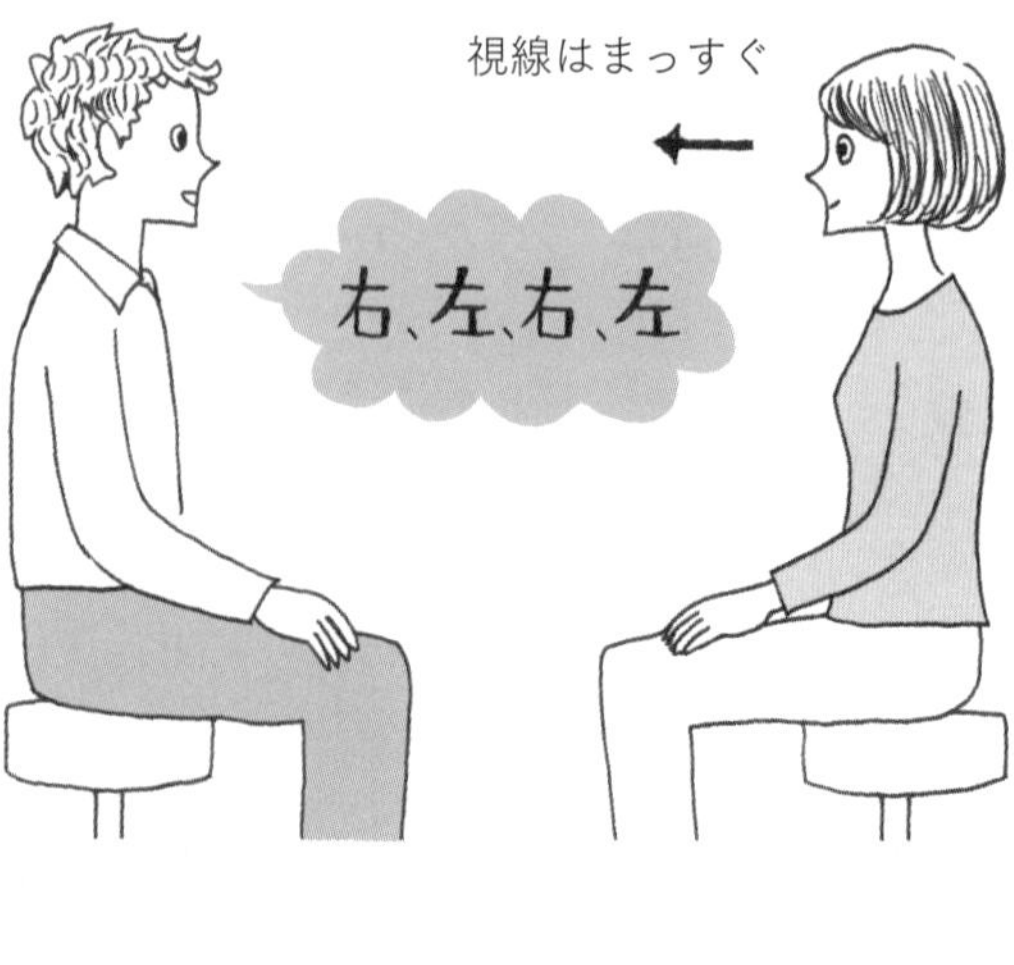

おこなう場合は、自分の視線をまっすぐにしたまま、意識だけを左右に5往復、移動させます。

### ▼再び、指押し

意識移動のあと、もう一度、相手に「○○が気になる」と声に出して4回唱えてもらいながら、自身の手の指を数秒間ずつ押さえてもらいます。

頭のなかで「あの人」を思い浮かべておこなう場合は、「あの人」をイメージして「○○が気になる」と4回唱えながら指を押さえます。

### ▼再び、つらさの程度を点数化する

相手にもう一度「○○が気になる」と思ってもらったうえで、「今は何点？」と質問し、点数をつけてもらいます。

ここで点数が「3点以下」になったら、次のステップ（脳のクールダウン）に進みます。

## トラウマ感情のパターン表

上から順に1番から11番まで指でさしていく

| 感情特定（ステップ②） | 指押し（ステップ③） |
| --- | --- |
| 1．不安・ストレス | 薬指 |
| 2．恐怖・特定の恐怖症 | 小指外 → 薬指 |
| 3．強迫感 | 薬指 → 親指外 → 薬指 → 親指外 |
| 4．見捨てられ不安 | 中指 |
| 5．心的外傷（シンプルなトラウマ） | 中指 → 薬指 → 小指 |

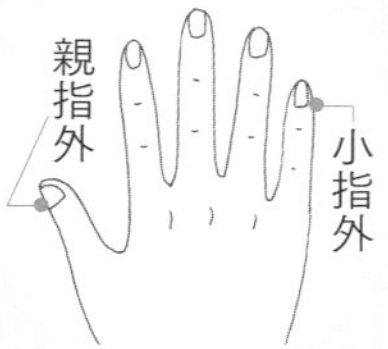

6. 複雑な心的外傷・パニック　薬指→中指→小指

7. 外傷がクリアな複雑な心的外傷　親指外→薬指→中指→小指

8. 予期不安　薬指→親指内→薬指→親指内

9. 激怒　親指外→薬指

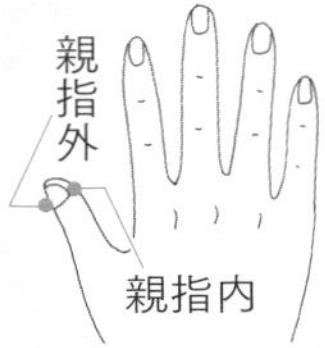


10. 憎しみ・恨みなどの深い感情　親指内→人差し指

11. 身体的苦痛　人差し指→親指内

## クールダウン 10秒

### ゆっくりと意識移動で記憶を整える

ゆっくりと10秒間かけて…

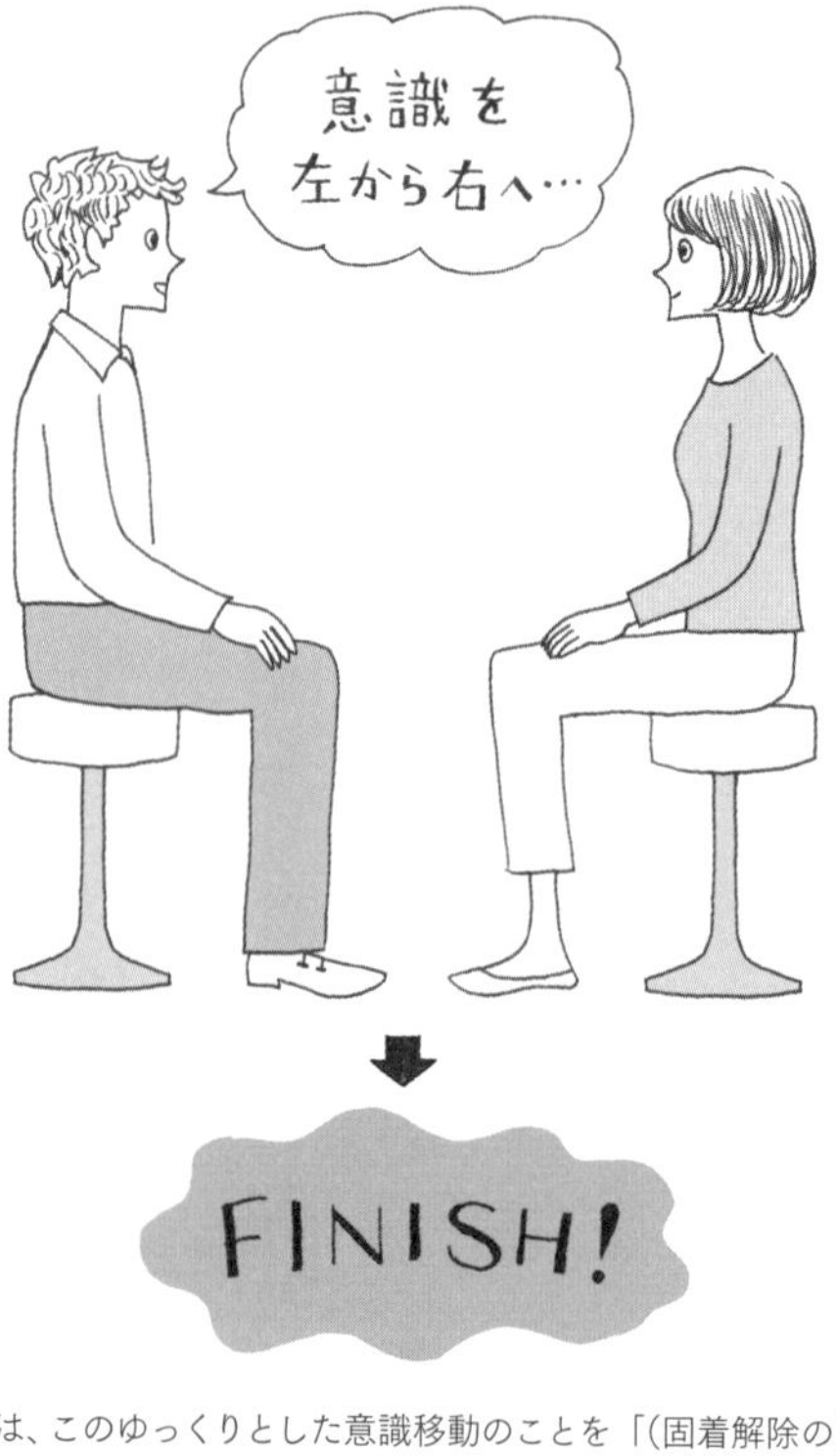


＊ FAP用語では、このゆっくりとした意識移動のことを「（固着解除の）効果の定着」といいます。

**「意識を思いきり左にもっていきます。ゆっくりと意識を左から右へ移動させます。頭のなかを通って、グーッと右に移動させます**」と声に出して言い、相手の意識を移動させます。

ステップ③の左右移動とはちょっと違い、「ゆっくりと10秒間かけて」移動させます。こうすることで、しっかりと記憶を整理させるのです。

また、ステップ③までは「右、左」の順でしたが、クールダウンのときだけは「**左から右**」の順です。

頭のなかで「あの人」を思い浮かべておこなう場合は自分自身の意識をゆっくりと左から右へ移動させます（このとき、とくに頭のなかで「あの人」をイメージしなくても大丈夫）。

ＦＡＰの基本的な3ステップの実践は、これで完了となります。

## ◆補足：もし「へそ曲がり」がある場合には

ステップ③の最後に「再び、つらさの程度を点数化する」段階で、「あれ？　指を押さえても、点数が下がらない！」という場合は、治療することに抵抗を感じていると考えられます。

心のどこかに「こんなくだらないことで治るわけがない」という思いがあったり、「これまで苦しんできたんだから、苦しみがなくなってしまうのが怖い」という感覚があると、点数が下がらなくなるのです。

ＦＡＰ療法では、この状態を「へそが曲がっている！」ととらえ、へそ曲がりの修正をおこないます。

方法は、まず相手に、自身のへその周りを２本の指で軽く押さえてもらい、「へそから１㎝ほどの上」から順に「下」「右」「左」と押さえていきます。このとき、自分は手をブラブラと振りながら、中指ビンゴの反応が出るところを確認します。

たとえば、「へそから右１㎝のところ」で中指ビンゴの反応が出たとしたら、その位置を押さえたまま20秒、普通に呼吸をしてもらいます。

ここで、お腹を押さえて普通に呼吸しながら「あ！　お腹が柔らかくなった」となったら、へそ曲がりが消えた証拠です。そして、もう一度、ステップ③をくりかえします。

頭のなかで「あの人」を思い浮かべておこなう場合も、点数が下がらないようなら自分自身のへその周りを2本の指で軽く押さえ、中指ビンゴの反応が出る位置を探します。

このとき、普通に呼吸しながら「あ！　お腹が柔らかくなった」と感じられるまで、呼吸に注目し続けます。

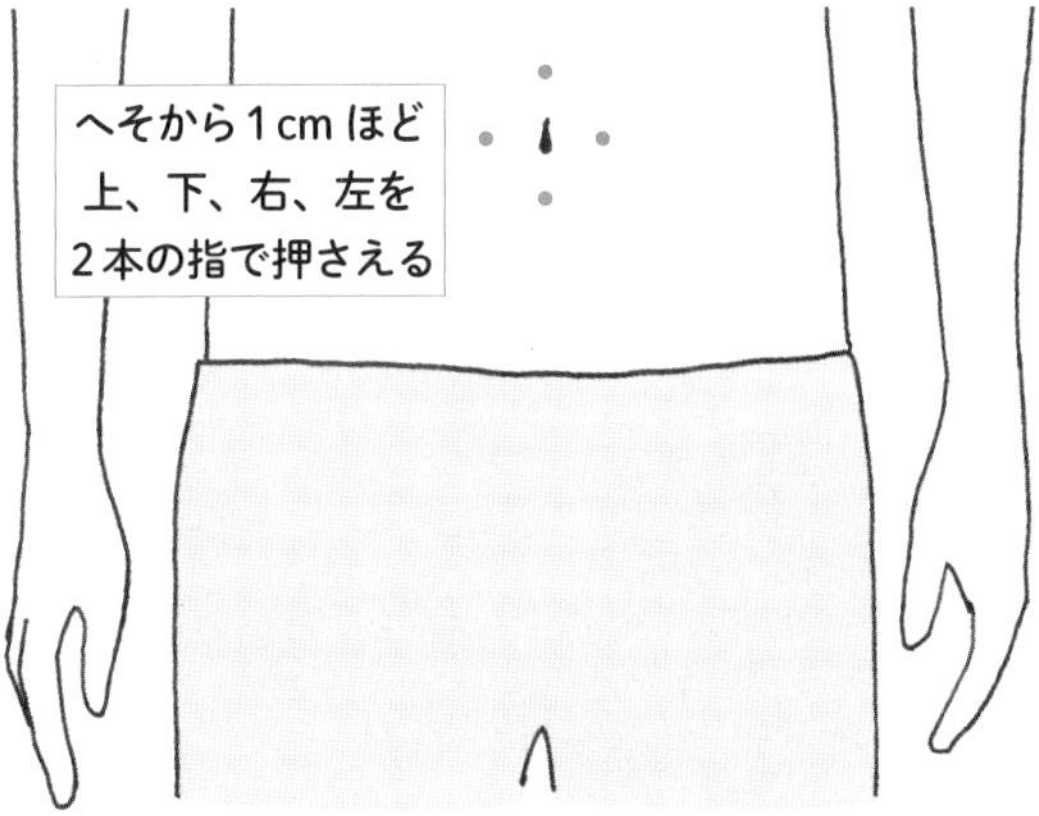


＊FAP用語では、へそ曲がりの状態を「治療抵抗」といいます。

# ＦＡＰがトラウマ治療に効く、６つの理由

## ◆ 1. フラッシュバックに劇的な効果

フラッシュバックとは、トラウマ体験時の記憶が、後になって突然かつ非常に鮮明に襲ってきたり、夢で見たりする現象です。

たとえば、電車で嫌な体験をしたことがトラウマとなり、電車に乗ると過去の体験を思い出してしまう、といったもの。フラッシュバックが起こると、苦痛に感じた記憶が鮮明に襲ってくるため、電車に乗るのを避けるようになります。

このフラッシュバックへの対応はＦＡＰの得意分野であり、少ない治療回数で「フラッシュバックが消えた！」と効果が得られます。１回のＦＡＰだけでフラッシュバックや悪夢が消えるケースもたくさんあります。

あとは、思い出して苦痛に感じる記憶だったものが、思い出しても苦痛を伴わなくなる、という効果が短期間で得られます。たとえば「昔、痴漢《ちかん》に遭ったところだから」と避けていた道も、ＦＡＰで治療することで「あ！　思い出しても怖くない」となるから、その道を避ける必要がなくなります。

それに伴い、強い恐怖や無力感も軽くなって、以前よりも自由に動けるようになった、という感じで変わっていくのです。

私などは、小学校、中学校のいじめのトラウマのフラッシュバックで大人になっても惨《みじ》めさに襲われていました。電車に乗ると突然、いじめられていたときの記憶が「バン！」とよみがえってきて、ものすごく惨めで嫌な気持ちになり、怒りにとりつかれてしまっていました。

それが自分でＦＡＰをおこなってみると「あれ？　いじめの記憶を思い出すことがなくなった！」という感じで、あえて思い出そうと努めないかぎりは思い出さなくなります。何かをしていて突然、その惨めな気持ちに襲われ、無力感から勉強や仕事を投げ出してしまう、ということがなくなり、仕事に集中できるように変わったのはびっくりでした。

FAP療法で簡単にトラウマを治療できて、その後の生き方が変わるのです。

## ◆ 2. 簡単な手順で、短時間でおこなえる

FAPは、会話が続かないような幼い子どもでも「一緒にお遊戯《ゆうぎ》をする」という形で、簡単に使えます。治療者と一緒に「○○が気になる」と唱えて指（爪の生え際の両脇）を押さえましょう、という感じで、短時間でおこなえます。

ご高齢の方でも、言葉に出して話す負担などがなく、治療者と一緒に「○○が気になる」と唱えながら、指を押さえるだけで、簡単に治療できます。

もちろん、治療の仕組みについては**インフォームドコンセント**（治療者と患者が事前に情報共有し、同意を得ること）で説明しますが、その説明を理解できないとしても、ただ指を押さえるだけという簡単な方法で効果が得られます。

手順があまりに簡単なので、悩みのある方が手順を覚えたら、困ったときに自分ひとりでそれを試せてしまいます。だったら、治療者がいらないのでは？　と思われそうですが、治療者ならではのメリットは、「この方の問題は何？」と手をブラブラと

振ったときに、指の反応を見るだけで簡単に原因を探り出せること、そして、指を押さえるだけで治療効果が得られてしまうことです。

## ◆3. 副作用がない

トラウマ治療でいちばん気をつけなければいけないのが、**フォルスメモリー（疑似記憶、記憶過誤**ともいう）の問題です。治療者が話を聞き出す過程で、「記憶を作り出す」可能性が出てきてしまうのです。

たとえば、実際は虐待されていなかったのに、治療者が話を丁寧に聞くことで「虐待されていた」という記憶が作り出される可能性が出てきたりします。

ＦＡＰの場合は、それが一切ありません。万が一、トラウマの記憶が思い出されても、治療者はそれを「事実なの？」と確認する必要がなくて、ＦＡＰでその記憶にまつわる不快感を取り除くだけで記憶が整理されます。

ＦＡＰでの治療中は、記憶を整理する脳の領域が使われるので、治療後、ぼーっとすることがありますが、それも数時間で収まります。

そして、バラバラになったトラウマ記憶は、その場でなく、深い睡眠のなかで統合されますから、本人が誤った記憶を思い出すことはなくなります。「自分のトラウマって何だろう？」と探る必要がなくなり、寝ているうちに夢のなかで勝手に記憶が整理されるので、不快感にもさらされず、記憶過誤が起きません。

睡眠時にも記憶を整理しているので、「寝ても寝ても寝足りない」という状態が続きますが、それも3日くらいで終わります。

また、治療後は記憶を整理する脳の部位を活発に使っているので「ちょっとだけ物忘れが多くなった」という現象がありますが、生活に支障がない程度です。副作用というものがほとんどなく、安全にデザインされているのがＦＡＰなのです。

## ◆ 4. 問題想起によるトラウマの再暴露がない

トラウマになった体験を思い出して語らなければならない、という治療法だと、「思い出す」過程で苦痛を伴います。語ったとき、行き場のない怒りや惨めさ、無力感、絶望感などが出てくる可能性があり、「もう一度トラウマを再体験している」という感覚になってしまうんです（心理用語で、**再暴露**といいます）。

一方、ＦＡＰ療法の場合は、それがありません。指を押さえているときに「あれ？目から涙が出てくる」ということはありますが、それが何の涙かも、本人は気づきません。指先を押さえることで内臓を通じて感情を刺激し、記憶と結びつけているので「全然、不快感はありません」という状態になるんです。

ですから、ほかの治療法にくらべて、ＦＡＰの場合は「トラウマ治療をした」という実感をあまり得られません。淡々と「〇〇が気になる」と唱えながら記憶を整理していくだけ。苦痛も不快感もほとんど起こらず、ただ、ぼーっとするだけ。だから、トラウマの再暴露は一切ありません。

ＦＡＰの治療で記憶と感情が統合されていくと、トラウマによる感情麻痺が解けて、自由に感情を抱けるようになり、適切に感情を表現できるようになります。

## ◆ 5. グループでの実施が可能

集団でいるときにショックな体験をした。その後、グループ内で問題が生じた。そんなときに、グループカウンセリングで正直に自分の気持ちを話す、というのはハードルが高いものです。

一方、ＦＡＰは「指先を押さえるだけ」という簡単な手法なので、集団での実施が可能です。たとえば、大勢の子どもたちがいる教室で、ショックな体験をした直後など。その体験自体がトラウマとならないよう、適切に記憶を整理するために、みんなで一緒に治療をおこなうことが可能になります。

また、災害など不安な体験をして「緊張して眠れない」状態のなかでも、寝る前にみんなで指を順番に押さえていくと、**急性ストレス障害**の**過緊張**（いつまでも緊張が続くこと）が治まり、適切に睡眠がとれることで記憶のトラウマ化を防げます。

みんなと一緒に指を押さえることで、メンバーそれぞれの記憶が適切に処理されてトラウマが治療され、グループの結束感を取り戻すことができます。

また、グループで使うと、個人でＦＡＰ療法を試すのとは違った効果が得られます。

たとえば、本来ショックを受けたら悲しむものなのですが、「みんながボランティアを頑張ってくれているのだから、泣いてはいけない」などと自分の気持ちを抑えてしまうことがあります。すると、記憶と感情がバラバラになったまま生活していくことになります。そして２年後くらいにフラッシュバックに襲われてしまうのです。

こういうケースでＦＡＰを使うと、それまでの過緊張が解けて、多くの場合、涙が出てきます。

## ◆6. 急性ストレス障害、ＰＴＳＤの発症予防

何かショックな状況にさらされて「これはトラウマになりそうだな」というときに、ＦＡＰを使って記憶をちゃんと整理しておく、という使い方もできます。

ショックを受けたその場でＦＡＰを使って記憶と感情を統合することで**急性ストレス障害**の症状が軽減して、**ＰＴＳＤ**（心的外傷後ストレス障害）の発症を予防できます。

普通は、急性ストレス障害やＰＴＳＤになってから治療する流れです。これは本人に自覚症状がないからなのですが、ＦＡＰは自覚症状がない状態でも使えます。

そして、本人もＰＴＳＤの症状を未然に防げた、ということを知らずに、そのまま

自由に生活できるのです（ＰＴＳＤについては、５章で詳しく解説します）。

## ◆ＦＡＰって、本当に効くの？　という人へ

これまで私は、トラウマ治療のためにいろんな療法を学び、「本当に効くの？」と半信半疑で使ってきました。

そして、このＦＡＰ療法も同様に、いまだに「本当に効くの？」と半信半疑で使っています。なぜなら「これが絶対に効きます！」となったら、それは宗教になってしまうからです。

治療効果を検証するときは、あくまでも科学的なスタンスで**帰無仮説**という方法をとります。

帰無仮説とは、「この方法は効果がある」という仮説を証明するのでなく、逆の仮説（この方法では効果が得られない）を否定すること。「効果が得られないという説が間違っていたなら、もしかしたら何らかの効果があるのかもしれない」となるわけです。

ですから治療者の「本当に効くの？」というスタンスがとても大切になります。

多くの心理療法では、「治療者との信頼関係が大切」とか「治療を受ける側が信じないと、効果が得られない」といわれたりします。

もちろん、ＦＡＰ療法の場合も信頼はあったほうがいいのかもしれませんが、クライエントが半信半疑でも、治療者までもが「こんなので本当に効くの？」と思っていても、効果が得られます。

４歳のお子さんに「夜中に悪夢で起きちゃう」という症状があり、お母さんが「朝、ぐずって幼稚園の用意がなかなかできなくて困っている」と悩んで、親子で私のもとへいらっしゃいました。

お母さんにＦＡＰの仕組みを説明したうえで、お子さんには「一緒にお遊戯をしましょう」と言って、ＦＡＰ（指押し）を一緒に実践していきます。

治療後、「『悪夢』と思ったとき、どんな感じ？」と質問してみると、「よくわからない！」という答えが返ってきます。

このとき、普通だったら「４歳の子だし、治療内容を理解していないから効かない」とか「４歳の子はカウンセリングで治したい気持ちがないから効かない」と判断してしまいます。

でも、ＦＡＰ療法においては、何度かやってみて変化がない場合、「あれ？　もしかして、ほかのことが悪夢に影響しているのかも？」と治療ターゲットを変えてみます。「本当に効くの？」というスタンスでいると、柔軟に対応できるのです。

私が手をブラブラと振ると、頭のなかに「お母さんが心配」と浮かんできました。

今度は４歳の子どもに「お母さんのことが気になる」と唱えながら指押しをおこなっていただき、「お母さんのことが気になる、と思ったとき、どんな気持ち？」と尋ねると、「ちょっと楽になった！」と答えてくれます。

そして、治療を進めて「お母さんのことが気にならなくなった！」となります。

そこで「『悪夢』と思ったとき、どんな気持ち？」と尋ねてみると「もう気にならない！」とかわいらしい笑顔で答えてくれて、４歳のお子さんは元気に帰っていきます。

１か月後、お母さんと一緒にやってきて「夜中に悪夢で起きなくなった！　朝、早く起きて自分で幼稚園の準備ができるようになった」と報告してくれました（こうして治療後に変化が見られても「本当に効くの？」というスタンスは変わりません）。弟が生まれ、お母さんが弟にかかりきりになったので、悪夢の内容が「お母さんとのけんか」だったと話してくれました。

はじめから本人に夢の内容を聞けばよかったのですが、恥ずかしがって聞き出せなかったので、とりあえず「悪夢」で治療して、変化がなかったらほかの治療ポイントを探し当てようと考えていました。

「本当に効くの？」というスタンスで実践してみると、効果が得られないのを相手のせいやＦＡＰの適応（パターンの合う・合わない）の問題にするのではなく、柔軟に、気軽に「ほかにどんなところを治療したら効果が得られるんだろう？」と試すことができます。

「本当に効くの？」というスタンスで治療を進めますから「悪夢を見なくなった」と本人やお母さんがおっしゃっても「ＦＡＰのおかげ」にはしません。

「もしかしたら、ちょうど年齢的に悪夢が落ち着くタイミングだったのでは？」とか、「お母さんのことが心配、という発言があったから、お母さんが４歳のお子さんを以前より抱きしめるようになった。だから悪夢を見なくなったのかも？」などと考えるのです。

そんなふうに「本当に効くの？」と疑いながら治療を進めていくと、いろんな角度からＦＡＰを検証できて、そこから、これまで見えなかったことが見えてきて、わからなかったことが徐々にわかるようになって治療の幅が広がってくるのです。

Column

# FAPセミナーでよくある質問とその回答③

**Q 何度やっても反応がよくわからないのですが……。**

A 「自分ではわからないから、指に答えを教えてもらう」というスタンスを持つことです。頭を空っぽにする。間の抜けたような顔で手をブラブラ振ってみる。「わからない」ことこそ、あなたのリソース（資質）です。「よくわからない」という人のほうが後で良い治療者になることが、しばしばあります。

**Q 中指ビンゴで何でも当たりますか？**

A 宝くじは当てることができませんでした。どうやらずるはできないようです。

**Q 指押しの順番を間違えてしまいました。それで具合が悪くなることはありますか？**

A そんなに気にしなくても大丈夫です。間違えたまま実行すると効果が出ないだけで、具合が悪くなることはありません。その場で修正して続ければ問題ないです。

**Q ＦＡＰを実施するうえでの注意点はありますか？**

A ブラブラと振るほうの手に、指輪や時計、ブレスレット、絆創膏《ばんそうこう》などがあると、反応がわかりにくくなる場合があります。その部分が重く感じられるためです。振るほうの手には何もつけない状態が望ましいでしょう。とくに治療者である場合は、振るほうの手に怪我などをしないよう気をつけて生活しています。日々、手をブラブラと振っていると、乾燥してあかぎれができることがありますが、それほどまでに振るとは、ふだんから相当ＦＡＰを使っている人ですから、あかぎれ程度では、反応の精度に差し支えはありません（ただし、振るときは多少痛いです……）。

**Q 手をブラブラ振っていると、だんだん腕が疲れてくるのですが……。**

A ずっと腕を下げたまま振り続けていると、とくに女性の場合は、ひじのあたりが痛くなることがあります。私（泉）の場合は、ひじを90度に曲げて、指先だけを軽く振るようにしています。そうすると、腕が痛みにくいです。
また、あまり強く振りすぎないこと。手首の力を抜いて、指先を軽く振るだけで十分に反応は取れます。

# 5章

# FAPは
# こうして生まれた

米沢 宏（精神科医）

# 過去を手放すための新しいメソッド

## ◆戦時トラウマ、性被害、虐待…　ＰＴＳＤ研究のはじまり

ＦＡＰは「心の傷（心的トラウマ）」の治療を追求するなかで生まれた、日本独自のメソッドです。１９９９年に最初の発見があり、２００１年に治療が体系づけられました。

心的トラウマを負ったときに起こる心身の反応を**トラウマ反応**といいますが、その象徴的症状が**ＰＴＳＤ**（心的外傷後ストレス障害）です。

ＰＴＳＤの概念が確立されたのは、１９８０年代のこと。その主要症状である**侵入症状**（フラッシュバックなど）、**回避・麻痺**、**過覚醒**といった症状は、それまで精神科医や心理療法家が用いてきた薬物療法や心理療法では、治療が困難でした。

それに対し、多くの専門家が、クライエントの苦痛を少しでも和らげるために、新しい治療法の開発や工夫を進め、**EMDR**（Eye Movement Desensitization and Reprocessing：眼球運動による脱感作と再処理法）や**TFT**（Thought Field Therapy：思考場療法）など、**パワーセラピー**と呼ばれる新しい治療法が見つかってきました。私たちのＦＡＰもそういった流れを受けて発見し、発展させてきた治療法です。

ＰＴＳＤは、ベトナム戦争から帰還したアメリカ兵が精神に変調をきたしたことから研究が進んだ疾患概念ですが、歴史的に見れば、心的トラウマは神話の世界やシェークスピアやトルストイの著作など、文学作品のなかにさまざまな形で表現されており、決して珍しいことではありません。

しかし科学的な研究がおこなわれるようになったのは19世紀、産業革命で鉄道などの輸送技術が発達し、鉄道事故によって引き起こされた「鉄道脊髄症」で、それが19世紀末に「外傷神経症」という概念に集約されていきました。20世紀になると近代兵器による大量殺戮《さつりく》が起きた第一次世界大戦で「戦争神経症」

とか「砲弾ショック」と呼ばれるような問題が起こり、第二次世界大戦にかけて、この疾患の研究が進みました。また、大戦後には兵士だけでなくナチス・ドイツのホロコーストの被害者が心身に重い後遺症を患うことがわかってきました。

一方、フェミニズム運動の流れから、レイプ・トラウマやバタード・ウーマンの問題が取り上げられ、また児童虐待による深刻な後遺症も問題になりました。

このような研究によって**「戦時トラウマに対する男性の反応」**と、**「性被害や暴力を受けた女性の反応」**と、**「虐待を受けた子どもの反応」**の共通性が明らかになり、さらに自然災害や犯罪、テロ、カルト宗教の被害者などの研究を通してさまざまな知見が集積し、ＰＴＳＤの概念の結実につながったのです。

## ◆解決の扉をひらく鍵

日本でも第二次世界大戦の復員兵士や原爆被爆者、自然災害被害者の研究がおこなわれてはいたのですが、ＰＴＳＤの概念が広く知られるようになったのは１９９５年、阪神淡路大震災と地下鉄サリン事件がきっかけでした。

私（米沢）自身はその少し前の１９９３年、北海道南西沖地震で奥尻島が30ｍの津波にのまれたという報道に接し、想像を絶する恐怖を感じたのが、ＰＴＳＤに関心を持つきっかけでした。ＰＴＳＤ自体は大学の講義で聞いたはずなのですが、まるで記憶に残っていませんでした。また、社会精神医学の授業で「戦争神経症」を、小児科の授業で「被虐待児症候群」を知ったのですが、当時はそれらがつながっているとは夢にも思いませんでした。

心的トラウマに対する認識が生まれたのは、精神科の医者になって精神分析の勉強を始めてからでした。大きなトラウマではなくても、幼少期の小さな心の傷の積み重ねが心の病の原因となる、ということを知りました。

その後、**交流分析**（ＴＡ：Transactional Analysis）という実践的な理論に出会い、心の傷の考え方を体系的に理解できるようになり、**TA・ゲシュタルト療法**によってそれらが短期間に治療できる可能性があることを知りました。

精神分析やロジャーズの来談者中心療法の勉強をしていた頃はクライエントが変化、成長するには時間がかかるものだと思っていたのですが、**人は解決の扉を開ける鍵さえ手に入れれば、劇的な変化を引き起こすことができる**と実際の治療を通して実感することになりました。

私たちは本来、自分自身を変える力を持っており、それを見つけ、引き出し、エンパワーするのが治療者の仕事だと信じるようになったのです。

交流分析の祖、エリック・バーンが語ったたとえ話に、こんなのがあります。

――ある人が頭痛を訴えて病院を受診しましたが、足を引きずり、熱があり、足や背中、首の筋肉を緊張させている姿を見て、病状は重く、治るには数年かかると医師は宣告しました。この診断に納得できなかった男性は、別の医師に意見を求めました。するとその医師は、足に刺さった棘《とげ》を見つけ、ピンセットで抜きました。みるみる熱は下がり、筋肉の緊張が取れ、頭痛もなくなり、間もなく、もとに戻ったのです――。

心の棘を見つけて引き抜くこと、これこそが心理療法なのだとバーンは語ります。

私も本当にそう思います。

それからの私は、人は短期で変わる力を持っているという確信をもとに、それを実現する技法、考え方を追い求めました。

## ソリューションフォーカストアプローチ

（ＳＦＡ）や**ナラティブセラピー**、**ＮＬＰ**、そして現代催眠などの**ブリーフサイコセラピー**を本格的に学ぶようになったのです。

しかし、この時点ではまだ、ＰＴＳＤとは結びついていませんでした。

## ◆ＥＭＤＲやＴＦＴとの関連

転機になったのは、95年に福岡でおこなわれた第1回環太平洋ブリーフサイコセラピー会議でした。ＥＭＤＲを考案したシャピロの講演を聞くことができたのです。目を左右に素早く動かすだけで過去の嫌な体験や記憶、それに伴う心身のさまざまな症状が劇的に改善する、という話には興奮しました。

その半年後、日本で初めてのＥＭＤＲの4日間ワークショップが開かれたので、早速申し込みます。ところが、たまたま仕事が忙しかったのと、「ＰＴＳＤの人に会うことは稀《まれ》だしな」という思いが頭をよぎり（何という勘違い！）、参加をキャンセルしてしまったのです。

翌年も、今度こそ！　と申し込んだのですが、やはり仕事が忙しく、キャンセルしてしまいました。私とＥＭＤＲは縁がなかったのでしょう。

次の転機は１９９８年の初夏でした。

外来診療を終えると、１通のＤＭが届いていました。開けてみると、「ＴＦＴワークショップのお誘い」というチラシが入っていました。「また怪しい民間療法の誘いだな」と思って、チラシはゴミ箱へ。

その２週間後だったと思います。医局の本棚に置いてある『精神科治療学』という雑誌の最新号を開いたときに、「ＥＭＤＲとＴＦＴ：ＰＴＳＤの新しい治療」という論文が目にとまりました。

「あ、この前のチラシの治療だ！　ＥＭＤＲと並べて取り上げているのだから、効果があるに違いない！」。論文を読んで確信し、その場で、欄外に記載された著者の連絡先に電話してしまったのです。それが故・高崎吉徳先生との出会いでした。

ＴＦＴとは、鍼灸《しんきゅう》のツボを、ある順番でタッピングすることで問題を解決していくものです。

私はワークショップで教わった方法を早速、現場で試しはじめました。何例もの患者さんで治療効果を実感しました。翌年には、山形でおこなわれた第9回ブリーフサイコセラピー学会でＴＦＴ創始者のキャラハンが来日講演をすると聞き、それにあわせてＴＦＴの治療成果を発表しました（このときから「ＴＦＴの米沢」と呼ばれるようになったようです）。

学会に引き続き、高崎先生のクリニックでキャラハンによる上級セミナーがおこなわれたので、もちろん参加しました。参加者には、現在、トラウマ治療の最前線で活躍している方々がたくさんいました。

そして、そこで大嶋さんと知り合います。この出会いが、前書きの「怪しいメール」の話につながるわけです。

## ◆新しい治療法、ＦＡＰの萌芽

指の反応という現象を発見してから、私たちはクライエントの抱える問題に適合したＴＦＴのタッピングの順番を見つけるために、手を振って判断するようになりました。

しかしあるとき、キャラハンから「それはＴＦＴのやり方ではない」と指摘を受ける出来事があり、私たちは頭を抱えることになりました。

ＴＦＴのトレーナーの資格を取るために50万円以上投資していたので、資格を失うのは惜しい。しかし、指の反応を併用することで、ＴＦＴ単独で治療するより効果が上がることも実感していた。Made in USA の治療に従っていくのでは常に後手に回ってしまう。日本独自の治療を開発しよう。

２００１年の初夏、ＴＦＴとのお別れの時でした。

ＴＦＴの名誉のために申し上げますが、ＴＦＴはもちろん有効な治療だと思っていますし、ＴＦＴと出会わなければＦＡＰの発見までにかなり遠回りしたでしょう。この新しい治療法の発見に大きなヒントをくださったＴＦＴには心から感謝しています。

ここからは逆転の発想です。私たちが見つけた「指の反応こそすべて」という事実。新しい治療法を見つけ出すと決まったら、現在のＦＡＰの手順が見つかるまでにそう時間はかかりませんでした。

プロセスの概略は以下のとおり。まず「ＴＦＴ以外の治療法はありますか？」と聞いて手をブラブラと振ります。ここで中指が反応したら、「ある」ということ！続いて「タッピングしますか？」と聞いて手を振ると、指の反応がない。タッピングとは違う方法があるらしい。

「押すのですか？」と尋ねると、弱いながら指に反応が。「押すのは胸ですか？」と尋ねると反応が出ない……。

こうやって条件を絞っていって、最終的には「指の爪の付け根（生え際の両脇）を圧迫する」という方法にたどり着いたわけです。

方法が確立してからは、たくさんのクライエントに使ってもらいました。

私たち治療者が新しい治療法を始めるとき、いちばん気にかけるのは、「この治療法を使うことでクライエントの具合が悪くなることはないか」です。効果よりも何よりも、まず「害をなさないこと」が治療として重要です。

どうやら有害な事象は起きないようでしたが、ただ、治療後にちょっと意識がボーッとすることはあります。

私たちがお互いに治療しながら効果を試していた初期の頃、研究を終えて帰るとき、私は原宿駅の自動改札機でＳｕｉｃａをタッチせずに通ろうとして引っかかったことがありました。何かおおらかな気持ちになっていたようです。

こういったことがあるので、治療後の車の運転や危険を伴う作業は控えるようにお願いしています。

## ◆指の反応のメカニズムをどう解明するか

その後、いろいろな学会で発表したりワークショップを催したりして、この治療法を広く知っていただこうと活動しました。

２００２年には、横浜で開かれた国際学会で発表したこともあります。海外から参加していた聴衆が、目を白黒させていたのを思い出します。

あるとき、ＦＡＰの治療の大きな転機が訪れました。

私たちの共同研究者であった清水敏幸先生が、「パターンを探そうと思って手を振っていたら、こちらの指の反応がなくなり、クライエントも楽になってしまった」と言うのです！「指を押さなくても効果が出る⁉」。大変な驚きでした。

指の反応のメカニズムを解明しようと、私たちはいろいろな資料を探しました。**筋反射**（筋肉の反射）を利用するという意味では「アプライド・キネシオロジー（応用運動機能学）」と関係していそうですし、指の爪の脇は経絡のツボでもあるので「経絡神経ネットワーク」説なども調べました。

内臓が感情を生み出している（臓器共感）といった話もつながっているようですし、脳のクオリアの話も関係ありそうでした。また、現代催眠における観念運動応答法も大いに関係ありそうでした。

なかでも、もっとも我々が関心を持ったのは、シェルドレイクの**形態共鳴**でした。サルの芋洗い行動の伝播《でんぱ》とか、グリセリンがある日突然、結晶化した話とか、はては量子力学の相補性の話まで、私たちがまだ発見していない情報伝達手段がこの世には存在することを予感させる事象が、たくさんあるのです。

そして最後に行き着いたのが、ミラーニューロンの話でした。

こういった知見から、何とか指の反応を説明しようと思うのですが、どの理論も不完全でした（私たちは「これはこういうものなのだ」と納得するしかなくなってしまったのですが、この現象の解明に興味のある方は、ぜひご連絡ください）。

## ◆心的トラウマと身体因の両面からアプローチ

指の反応の研究はともかく、治療法の発展はどんどん進んでいきました。

過去のトラウマを探るだけでは、どうしてもうまくいかないケースがあるのです。たとえば、甲状腺機能異常などの疾患がある場合、そちらをターゲットに治療をおこなうと、治療がうまく進むことがわかりました。あるいは、染色体異常や遺伝子の違いなどをターゲットにすることで治療が進展することがわかってきたのです。

こういった経験から、**さまざまな精神障害は心的トラウマとその人の体質（身体因、素質、素因、器質など）の両面から考えねばならない**と理解するようになりました。

ある意味、これは当然のことで、たとえば同じような極度の心的トラウマを受けたとしても、重い精神障害になる人と、まるで何事もなかったかのように生活できている人に分かれることがわかっています。

最近知られてきた例としては、たとえば自閉スペクトラム症の人の特徴のひとつに**感覚過敏**があって、平均的な人に比べると、外からの刺激を何倍も受けやすいのです。

そうであれば、トラウマ反応が強くなることも容易に想像できます。

あるいは、自閉スペクトラム症の人は「場が読めない」といいますが、そうであれば対人関係で傷つく頻度も高くなるでしょう。

精神的な問題へのアプローチは、心的トラウマと身体因の両面からアプローチする必要があり、ＦＡＰではその両方が可能なのです。

# ＦＡＰのこれから

## ◆援助職から一般の方まで

ここまで紹介してきましたように、ＦＡＰは、従来の心理療法や薬物療法では治療が難しかったＰＴＳＤだけでなく、パニック障害や強迫性障害、依存症的欲求などの**幅広い問題に対して劇的な効果**を示します。

今でも、年に1回か2回はＦＡＰセミナーを開いています。

トータルの参加者は１０００人を超え、有名なセラピストもたくさん参加してくれましたし、私たちが関心を持ったようにＥＭＤＲやＴＦＴを学んでいる方も多数参加してくれました。職種としては、カウンセラー、精神科医、内科医、歯科医、看護師、心理士、介護士、保育士、鍼灸師、精神科ソーシャルワーカー、学校教員などの専門家の方々が職場で利用しています。

ただ、どうも好みがあるようで、ＦＡＰセミナーに参加しても、やっぱりＥＭＤＲやＴＦＴのほうが使いやすい、という方も少なくないようです。この辺は私たちの努力が足りないのでしょうが、仕方ありません。

一方、ある時期から、援助職ではない一般の方にも門戸を開きました。すると、思っていたよりもみなさん活用できるのです。セルフケアの方法として活用できることは前からわかっていましたが、改めてＦＡＰの持つ威力を実感し、これを広く一般の方に知っていただき、活用してほしい、という思いが年々強くなってきました。

オカルトチックな不思議な現象であることはわかっています。今でも我々は、これは本当なのだろうか？　と思いながら、しかし効果があり害がないので使っているのです。

まだまだ学問的な裏付けは脆弱《ぜいじゃく》です。でも、この方法が役に立つ人がいるのならばぜひ知ってほしい。この思いが、今回の出版の意図なのです。

Column

# ＦＡＰセミナーでよくある質問とその回答④

Q　ＦＡＰを使ってはいけない対象はありますか？

A　多くの心理療法においては、重篤《じゅうとく》な精神疾患の場合は、禁忌もしくは慎重に用いるよう指示がありますが、ＦＡＰ療法は相手の感覚を確認しながらおこなう手法のため、統合失調症や躁《そう》うつ病などでも副作用がほとんどありません。対象年齢も、幼児から高齢者まで幅広くお使いいただけます。

治療として用いる場合は、指の反応の結果について断定的な言い方や侵入的かつ主観的な解釈を避け、相手の感覚を否定しないように実施することを心掛けていただけたら、どのようなケースに対しても安全に使用できます。

Q　相手が自分で指を押さえられない場合、私（治療者）が代わりに相手の指を押さえてあげてもよいのでしょうか？

A　ＦＡＰ療法では、相手の体に触れることは禁止しています。相手が発作を起こす可能性があるためです。指はご自身で押さえてもらってください。「大丈夫ですよ」「よくできていますよ」「いいですね〜!」と励ましながらおこなうと効果的です。

**Q 自分の指の反応に自信がないので、相手の治療をしたり、自分の行動を指の反応で決めたりするのが不安です。**

A それで良いのです! そもそも自信がある人は悩まないので、ＦＡＰを試す必要がありません。自信がなくて当然。わからないからこそ手をブラブラと振る、と気軽に試してみてください。指に出てきた反応が意外なものであるほど、的確な反応である場合が多いです。指の反応に疑問を持つことは大いにけっこうですが、大事なのは、指の反応のとおりに動いてみること。私の場合、たとえば「美容院を今週末にするか来週末にするか」、あるいは「重要なプレゼンでどのスーツを着るか」などを決めるときに、手をブラブラと振っています。振ってみると、自分の思い込みとは違う反応が出てくる点が興味深いです(ちなみに、指の反応のとおりに行動してから、余計な出費を抑えられるようになった気がします)。疑問を抱きつつも、まずはそのとおりに実行してみることが、上級者への近道になります。

# おわりに――ＦＡＰ療法を臨床でどう活かしていくか

## ◆ＦＡＰの奥深い魅力

私（泉）の初めてのＦＡＰとの出会いは、たいへん衝撃的なものでした。

大学院を修了する年の３月、「時間があればカウンセリングの陪席《ばいせき》をしても良い」と許可をもらっていた私は、学校が終わると、勉強のために４月から働く相談室へと足を運びました。

陪席させていただくと、大嶋先生と対面している来談者は、ひたすら「つらい、しんどい」と言って、ずっと下を向いたまま涙を流していました。

このような状況はカウンセリングだとよくあることですが、こういうとき、カウンセラーといえども、どうしたらいいものか非常に悩むものです。私もドキドキしながらその様子を見つめていました。先生も相手に寄り添うように呼吸を合わせながら話を聞いていたように見えました。

しばらくその時間が流れた後、先生が「ちょっと待ってね」と言って、急に右手をブラブラと振りはじめました。もちろん、そのような仕草など、私は初めて目にします。「何かの技法かな？」と思いましたが、とりあえず状況を見守ることに。その後、「『○○が気になる』と言いながら、中指を押さえてください」とおっしゃる先生。来談者も先生も一緒になって「○○が気になる」と言いながら同じ指をそれぞれ押さえています。

「はい、じゃあ次は、薬指を押さえてください」と言い、再び「○○が気になる」とお互い言いながら、指定された指を押さえています。その様子を、当時何も知らない私はただポカーンと見つめていました。

指を押さえて何か言っているのが終わったかと思ったら、「じゃあ次は目を動かさないで、意識だけ右、左、また右、左……」と言いだし、また再び「○○が気になる」と言いながら順番に指を押さえていきます。

ひととおり終わったのか、「今どんな感じ？」と先生が来談者に尋ねると、まだ泣いてはいますが、「少し落ち着いたかも」と答えます。

すると、先生は再び右手をブラブラさせて、また同じような教示をおこない、再び２人が目の前で指を押さえはじめました。「これは何かを探っているのか?」と思った瞬間でした。

このようなことが何度か繰り返された後、目の前で信じられないことが起こりました。なんと、ずっと下を向いて涙を流していた来談者が、最後には大きな声で笑い出したのです。先生も一緒に笑っています。そして、お互い笑顔のまま、カウンセリングは終了となりました。

終わってから「今の面接どうだった?」と聞かれ、「一体何が起こったんですか? あの手の動きは何ですか!?」と驚きの声しか出ませんでした。このときに初めて、これがＦＡＰ療法というものだ、と教えてもらいました。今から20年ほど前の話です。

あれだけ泣いていた来談者をこんな短時間で激変させるような技術など、私が使えるようになるためには何年かかるのだろうか、そもそもこれは、普通に心理学科を出た人間が使いこなせるようなものなのか、特殊な能力でもない限りできないのではないだろうか……。ただ、私が今いる相談室は、紛れもなく大学に求人が来ていた相談室。ということは、新卒の人間が働いてもいい場所なはず……などと、いろんなことが頭のなかを巡りました。

いずれにしても、お互いスッキリした表情でカウンセリングを終え、先生が「次回も楽しみにしています」と笑顔でおっしゃりながら来談者を送り出す、という場面は、学生のときにはまったく見たことがなかった光景だったので、ここの相談室はちょっと（いや、相当）面白いかもしれない、と思いました。

これ以来、私はＦＡＰの奥深い魅力にすっかり引き込まれるようになったわけです。

## ◆来談者が楽になるために、カウンセラーができること

ＦＡＰを使っていくうちに分かったことは、この技法は特殊な能力を使って相手の心理を暴く、という類のものではなく、**主観を外して真の共感に迫るための技法である**、ということです。つまり、見た目のインパクトとは裏腹に、至ってベーシックな心理臨床的技法であると言えます。

じつはどんな人も、真の共感が得られたら楽になれます。しかし、この真の共感が

いかに難しいことか、気づいている人は案外少ないものです。カウンセラーであれば、相手の気持ちに寄り添うのは当たり前だと思っているので、そんなことは当然できていると思いがちです。

カウンセラーと来談者以外の関係性でも、たとえば親密な関係や親子関係においては、相手のことをよく分かっていると思っている人が多いはずです。

否定や批判をしないで肯定的に話を聞くことや、相手の要求に応えることも、時には必要な場合がありますが、**真の共感とはそういうことではなく、その人の本音、「本当の自分」というものを引き出し、それを共に感じること**です。

人間である以上、主観をまったく外して生きることは非常に困難であるため、人の話を聞くときに、この主観が邪魔になり、真の共感に到達することをブロックされてしまいます。そうなると、来談者はいつまでたっても楽にはなれません。

そこに挑戦したのがＦＡＰ療法です。ＦＡＰは、回復の妨げになる「主観」をいかに外していくか、ということを追究するなかで生まれた技法と言えるでしょう。

冒頭で述べたケースでは、大嶋先生は来談者に対し、「あなたの本当の思いはこういうことですね」「今調べたら、こういう反応が出ています」ということを、カウンセリング中に一切述べていません。ここが、じつは重要なポイントです。

もし言ってしまうと「決めつけている」となって、心理臨床のなかで最も嫌われる「上から目線」をおこなうことになってしまいます。

ＦＡＰで主観を外す作業をおこなっていくと、意外な反応を検出することがあります。しかし**「本当にそうなの？」と思いながら進めるのが、ＦＡＰの大きな特徴であると言えます。**

来談者のなかには、カウンセラーに助けて欲しい、何かアドバイスが欲しい、と思っている人が少なくありません。ところが、たいへん興味深いことに、実際にカウンセラーが何か助言をしたとしても、それに対する満足度は極めて低いものであることが多いのです。

心理臨床の世界では、**「来談者は自身の経験の専門家」**と言われています。来談者にカウンセラーがアドバイスすることは、いわば素人が専門家に助言するのと同じであり、そこにはあまり意味がないことが多いのです。

ＦＡＰがもし、絶対にこれだ、と断定する特徴を有する療法でしたら、今日まで発展することはなかったと思います。ＦＡＰは来談者の感覚を常に重視してきましたし、もし来談者が変化しない、満足しない、ということであれば、「ほかに何があるのだろうか？」と常に手を振りながら検索を繰り返してきました。変わらない場合は、「まだ思い込みがある」と仮定し、その思い込みを、手をブラブラと振りながら外していきます。

このように、実際の臨床の場面では、ひたすらベーシックな技法を繰り返しているだけ、ということになります。しかし、この「主観を外す」という技術自体、通常は取得するまでに相当な年月を要するということ、しかも、年月を要したとしても、センスがなければもしかしたら一生獲得できない技術である、と考えます。

経験が多くなればなるほど、主観が多くなる点も厄介です。それを、誰でもできるように開発されたのがＦＡＰです。

私自身も、臨床経験が長くなっているとはいえ、今もこのＦＡＰがなければ主観を外すことは不可能であると考えています。ＦＡＰは**熟練者でなくても真の共感に到達できるようになる「便利ツール」**みたいなものです。

ということで、ＦＡＰを用いたカウンセリングは、カウンセラーの特殊能力を駆使した魔術的手法ではなく、至ってベーシックな共感をおこなっているだけなので、冒頭で紹介したケースのように、最後は何事もなかったかのように来談者は笑ってお帰りになるわけです。

「先生、ありがたや」と終わるのではなく、「先生、またねー！」という感じで終わる様は、見ていて爽快です。来談者が自ら危機的状況を乗り越えて、力強く颯爽とお帰りになる様子は、じつに美しいものがあります。

そして、本編にもありましたが、「本当に効くの？」というスタンス、これは本当に重要です。私自身、何をやっても変わらない、というケースに直面し、一体何をどうして良いものやら途方に暮れることがありますが、ＦＡＰ療法を実施すると、次回お会いしたときにすっかり認知が変容している様子を見ることがしばしばあります。

通常であれば、このような変容は短期間では起きにくいものですので、こちらとしても「本当に効くの？」という驚きを隠せません。そういうスタンスでいるので、来談者もＦＡＰが効いた、とはあまり思わないのかもしれません。

じつはこういった特徴も、私が好きなところです。

**助言でもなく、上から指示をするわけでもなく、複雑な感情を短期間で整理できる**というのは、心理臨床家にとって夢のような話であり、どの臨床家もまさにこのような世界を追い求めているものなのです。

ありがたいことに、お医者様のなかにもＦＡＰを治療で使ってくださっている方がいらっしゃいますが、その先生方からも「こんなに短時間で変わるなんてすごいよね」という声を聞くことがあります。

診察時間が限られていて、多くの患者さんを診なければいけないお医者様にとっては、ＦＡＰは使い勝手が良いツールなのかもしれません。

## ◆ＦＡＰは人生を変えるツール

私の臨床経験にもとづいた話ばかりしてしまいましたが、もちろん、このＦＡＰは、専門家以外の方々に幅広く使っていただきたいものだと思っております。

指の反応の感度を上げるには、本編にも書かれていたとおり、**とにかく食べるものをFAPで決めること！** これに尽きると思います。なぜなら、これがいちばん楽しいからです。

知らない間に無駄遣いが減って、健康になって、見た目も魅力的になって……そんなことがお金をかけずにできるなんて、素晴らしいことだと思いませんか？

たとえばどこかに行こうとするときに、行き先や日付を決めることや、交通手段を選ぶときなどにも使えます。

もし、反応が分かりにくい場合は**「自分」を主語にして質問してみてください**。相手や他人を主語にするよりも、ずっと反応が出やすいと思います。

自身は、自分の人生の専門家ですから、自分を主語にしたほうが正解に早くたどり着けます。

そして、指の反応が出たら、その答えに疑念があったとしても、まずは実行してみてください。すると、面白いことが起こります。

指が教えてくれた答えは、主観が排除された状態での回答なので、疑念が起こって当然です。それくらい、人は主観で生きているものです。意外な反応にこそ真実があるかもしれません。

じつは、ＦＡＰを実践していくと、厄介なパートナーと決別したり、転職を決めたり、結婚に興味がなかった人が結婚するようになったりする、ということがよく起こります。もちろん、本人はＦＡＰで人生が変わったとは思わないことが多いですが、それまで何年、何十年と変わらなかったことが、ＦＡＰを使いはじめるとドラマティックに変化するというのはたいへん興味深いことです。

おそらく「本当の自分」に出会えたということなのだと思います。

過去を悔やんだり、未来を憂いたりする日々から解放され、「今」を生きる日々。**「本当の自分」で生きると、ほかの何にもとらわれない「自由」な日常が待っています。**そのような生き方を謳歌する人々が、これからますます増えていかれることを願ってやみません。

## ◆最新FAP情報

先にも述べましたが、FAPは「これが絶対」と決めつけないところに特徴がありますので、じつはFAP療法自体が、日々アップデートを繰り返しています。

本書でご紹介した実践方法は、現在はFAP療法の**初級バージョン**として位置づけられています。この方法は、心理学の専門的知識がなくても、誰でも実践可能です。今回紹介した方法が確立するまでに数年を要しており、今でも微細な部分では進化し続けています。

そして、より専門的な知識や技術が含まれた方法として、**上級バージョン**があります。こちらは、臨床家が実際のカウンセリングなど、臨床ケースに対して用いている方法になりますが、本書で書かれているFAPの成り立ちや手法をもとに発展してきたものですので、指の反応を頼りに主観を外していく、というFAPの基本姿勢はまったく同じです。

アップデートは約1か月に1回の頻度でおこなわれています。来談者様からのフィードバックと共に、なかなか変化しない状況に対して更なる追究を繰り返し、F

ＡＰの力を借りながら既存の概念を壊して、新しい概念を生み出すことを日々続けております。

**既存の概念が壊れたときが、人が変化するときです**。皆様にも、本書を読んで既存の概念をどんどん壊して、本当の自分に出会っていただきたいと思っております。

本当の自分は美しいものです。

そこには何が良いとか何がダメだなどのジャッジは一切ありません。

本書が皆様にとって、自由に生きるきっかけのひとつになれば、これ以上嬉しいことはありません。本書に書かれたことを楽しく実践していただけましたら幸いです。

株式会社インサイト・カウンセリング室長

泉 園子（臨床心理士／公認心理師）

## 著者紹介

**大嶋信頼** 心理カウンセラー。株式会社インサイト・カウンセリング代表取締役。米国・私立アズベリー大学心理学部心理学科卒業。周愛利田クリニック、嗜癖問題臨床研究所付属原宿相談室室長、株式会社アイエフエフ代表取締役を経て、心的外傷治療に新たな可能性を感じ、インサイト・カウンセリングを立ち上げる。
カウンセリング歴26年、臨床経験のべ9万件以上。『無意識さん、催眠を教えて』（光文社）ほか著書多数、累計50万部超。
今回は、大嶋メソッドの真髄といえるFAP療法（Free from Anxiety Program 不安からの解放プログラム）のおもな技法と実例を、一般書としては初めて公開した。

**米沢 宏** 精神科専門医・指導医。ジャパンEAPシステムズ取締役、顧問医。筑波大学大学院修了。医学博士。認定産業医、臨床心理士。産業精神保健、うつ病の職場復帰支援、依存症問題などを専門とする。世代連鎖の視点から、交流分析、ブリーフサイコセラピー、オープンダイアローグなどの手法で問題の解決にあたる。

**泉 園子** 臨床心理士、公認心理師。株式会社インサイト・カウンセリング室長。お茶の水女子大学大学院人間文化研究科博士前期課程修了。株式会社IFF電話相談室室長、IFF相談室室長を経て現職。カウンセリング業務のほか、オンラインによるカウンセラー養成講座の講師を担当。


本当《ほんとう》の私《わたし》よ こんにちは

2020年11月1日 第1刷

著 者 大《おお》嶋《しま》信《のぶ》頼《より》
米沢《よねざわ》 宏《ひろし》／泉《いずみ》 園《その》子《こ》

発行者 小澤源太郎

責任編集 株式会社 プライム涌光
電話 編集部 03(3203)2850

発行所 株式会社 青春出版社
東京都新宿区若松町12番1号 〒162-0056
振替番号 00190-7-98602
電話 営業部 03(3207)1916

印刷 三松堂　製本 大口製本

万一、落丁、乱丁がありました節は、お取りかえします。
ISBN978-4-413-23173-2 C0030

**お願い**　ページわりの関係からここでは一部の既刊本しか掲載してありません。折り込みの出版案内もご参考にご覧ください。

大人気カウンセラー

# 大嶋信頼の好評既刊

## 「ずるい人」が周りからいなくなる本

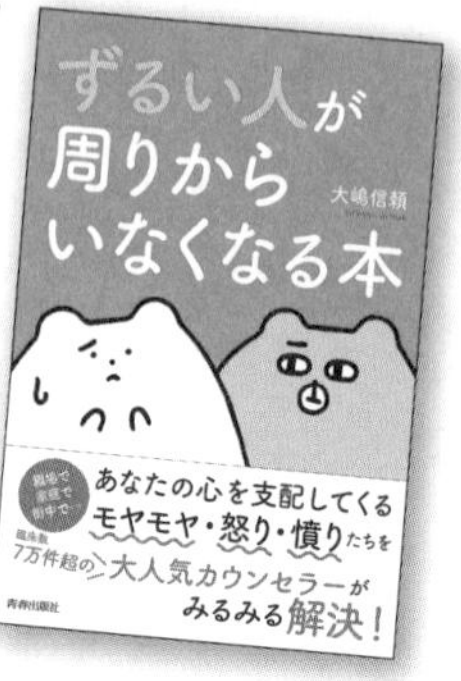

今まで奪われ続けた
"運"も"得"も
今日からは、あなたのもの!

ISBN978-4-413-23057-5　1400円

## すごい恋愛ホルモン

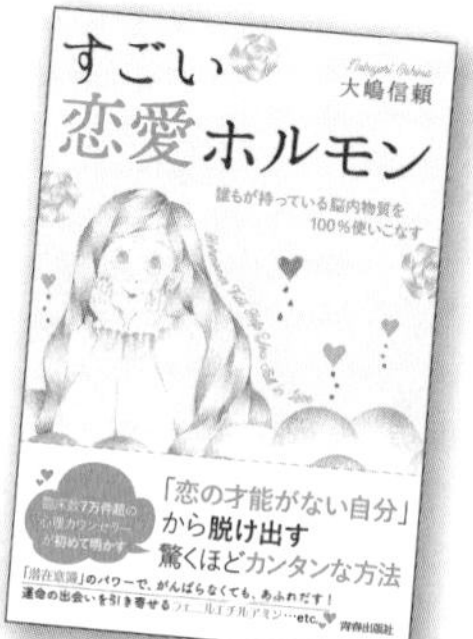


誰もが持っている脳内物質を
100%使いこなす

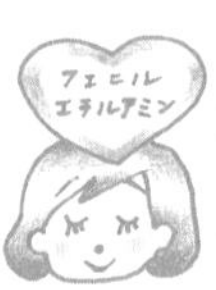


恋を「したい」のに「楽しめない」…
…そんな人こそ
効果バツグンの恋愛処方箋

ISBN978-4-413-23085-8　1400円

※上記は本体価格です。（消費税が別途加算されます）
※書名コード（ISBN）は、書店へのご注文にご利用ください。書店にない場合、電話または
　Fax（書名・冊数・氏名・住所・電話番号を明記）でもご注文いただけます（代金引換宅急便）。
　商品到着時に定価＋手数料をお支払いください。
　〔直販係　電話03-3203-5121　Fax03-3207-0982〕
※青春出版社のホームページでも、オンラインで書籍をお買い求めいただけます。
　ぜひご利用ください。〔http://www.seishun.co.jp/〕